DE LA PÉRITONISATION DANS LES LAPAROTOMIES

PAR

Le Docteur Henri JUDET

ANCIEN INTERNE DES HÔPITAUX DE PARIS
MÉDAILLE DE BRONZE DE L'ASSISTANCE PUBLIQUE
LICENCIÉ ÈS-SCIENCES

PARIS
G. STEINHEIL, ÉDITEUR
2, RUE CASIMIR-DELAVIGNE, 2

1902

DE LA

PÉRITONISATION

DANS LES

LAPAROTOMIES

DE LA PÉRITONISATION DANS LES LAPAROTOMIES

PAR

Le Docteur Henri JUDET

ANCIEN INTERNE DES HÔPITAUX DE PARIS
MÉDAILLE DE BRONZE DE L'ASSISTANCE PUBLIQUE
LICENCIÉ ÈS-SCIENCES

PARIS
G. STEINHEIL, ÉDITEUR
2, RUE CASIMIR-DELAVIGNE, 2

1902

A MES MAITRES DANS LES HOPITAUX

M. LE PROFESSEUR SIMON DUPLAY
(1894).

M. LE DOCTEUR MERKLEN
Médecin de l'Hôpital Laënnec
(1895).

M. LE DOCTEUR FÉLIX LEGUEU
Professeur agrégé à la Faculté de Médecine
Chirurgien de l'Hôpital Necker
Assistant de M. le Professeur GUYON
(Externat 1896).

M. LE DOCTEUR GILBERT BALLET
Professeur agrégé à la Faculté de Médecine
Médecin de l'Hôtel-Dieu
(Externat 1897).

M. LE DOCTEUR DELENS
Professeur agrégé à la Faculté de Médecine
Chirurgien de l'Hôpital Lariboisière
(Internat 1898).

M. LE DOCTEUR REYNIER
Professeur agrégé à la Faculté de Médecine
Chirurgien à l'Hôpital Lariboisière
(Internat 1898).

M. LE DOCTEUR BOUILLY
Professeur agrégé à la Faculté de Médecine
Chirurgien de l'Hôpital Cochin
(Internat 1899).

M. LE DOCTEUR QUÉNU
Professeur agrégé à la Faculté de Médecine
Chirurgien de l'Hôpital Cochin
(Internat 1900).

M. LE DOCTEUR GÉRARD MARCHANT
Chirurgien de l'Hôpital Boucicaut
(Internat 1901).

MM. LES DOCTEURS LUC, CASTEX, BOUGLÉ, ALBARRAN, MAUCLAIRE, SÉBILEAU, GOSSET.

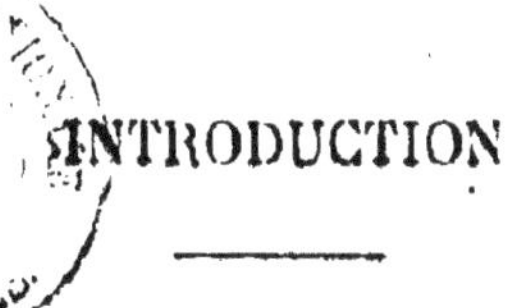

INTRODUCTION

Au cours de la plupart des opérations abdominales — et, en particulier, pelviennes — le péritoine subit des traumatismes variés (dénudation, section, perte de substance, etc.). La séreuse se trouve ainsi, sur une étendue plus ou moins grande, privée de ses fonctions physiologiques normales.

Le traitement de ces lésions du péritoine a subi, comme toutes les questions de technique chirurgicale, de multiples fluctuations.

Certains chirurgiens laissent subsister tel quel le délabrement péritonéal, se fiant à la nature du soin de la réparation. C'était l'opinion de Lawson Tait (1) que les plaies du péritoine étaient sans importance ; de même Sklifossowsky (2) et Saenger (3) ont montré qu'il était possible d'enlever des lambeaux étendus de séreuse et d'obtenir la guérison sans troubles, au moins sans troubles apparents. Car il est bien certain que les anses intestinales viennent s'accoler à la plaie, et que, dans ce cas, la guérison n'est obtenue qu'au prix d'adhérences plus ou moins étendues.

D'autres opérateurs, frappés par les accidents infectieux et hémorragiques relevant des surfaces cruentées abandonnées dans l'abdomen, appliquent sur les espaces

(1) *Brit. Gyn. Journ.*, août 1887.
(2) *Voïenno Meditsinski Journal*, 1887, n° 7.
(3) *Arch. f. Gyn.*, vol. XXIV.

dénudées, soit des tamponnements à la gaze, soit l'extrémité de drains creux en verre, métal ou caoutchouc.

L'idée de rétablir les choses en l'état, de suturer les plaies du péritoine comme on suture les plaies cutanées, ne semble avoir été mise à exécution qu'assez tard. Sans doute le principe de la péritonisation est une notion ancienne, en raison de la tendance instinctive des chirurgiens à reconstituer l'état anatomique normal des organes. Mais la réfection systématique du péritoine n'est devenue courante que dans ces dernières années, avec l'extension prise par les laparotomies pour lésions pelviennes.

L'hystérectomie abdominale totale par le procédé américain, telle que Baldy l'imaginait en 1893, comporte un temps spécial de reconstitution du plancher pelvien par adossement du péritoine antérieur et du péritoine postérieur.

Mais c'est surtout l'hystérectomie abdominale subtotale pour annexites qui allait donner une ampleur nouvelle à la péritonisation : méthode purement *autoplastique,* pour Baldy et ses imitateurs, Delagénière et Bardenhauer, elle allait se hausser au rang de *méthode antiseptique*, sous l'influence de Quénu et de Sneguireff.

Ce qui, jusqu'à ces dernières années, constituait le grand danger des laparotomies visant les suppurations pelviennes, c'était la septicémie péritonéale par infection ascendante partie du petit bassin et gagnant de proche en proche.

L'usage du plan incliné vint réaliser un immense progrès, en ce qu'il permit, non seulement de mieux voir les lésions, mais encore de protéger l'intestin et la grande cavité péritonéale pendant toute la durée de l'opération.

Mais l'opération une fois terminée, comment s'opposer à ce que l'intestin ne vienne s'enflammer au niveau du foyer opératoire et faire diffuser la péritonite ?

Le tamponnement dit de Mickulicz avait résolu le problème, toutefois, cette méthode présentait, à côté de réels avantages, des inconvénients indéniables.

L'*autoplastie péritonéale* (Sneguireff), l'enfouissement sous-séreux du petit bassin par *péritonisation* (1) vésico-sigmoïde (Quénu), allait fournir une solution élégante du problème, présentant tous les avantages du Mickulicz, sans en avoir aucun des inconvénients.

M. Quénu pratique l'enfouissement sous-séreux du petit bassin depuis 1896, mais c'est seulement en octobre 1899, au XIIIe Congrès français de chirurgie qu'il donna une indication de sa technique :

« Nous cherchons le plus possible, disait-il, à ne laisser que des surfaces péritonisées, soit en mobilisant par glissement, des lambeaux péritonéaux, soit, lorsque en arrière il ne reste plus rien, en suturant le lambeau antérieur à la *couche séreuse du rectum*, du *cœcum* et de l'*anse sigmoïde* ».

Le premier travail d'ensemble où la question de l'autoplastie péritonéale est envisagée dans toute son ampleur, est dû à Sneguireff (2).

(1) Nous avons adopté le terme *péritonisation* de préférence à celui de *péritonéoplastie*, proposé plus récemment par Jayle et Berruyer (Thèse Paris, 1901). Le mot péritonéoplastie est peut-être plus conforme à l'étymologie et à la terminologie médicale, mais celui de péritonisation a l'avantage de permettre de forger le verbe « *péritoniser* » à la fois très explicite et très commode.

(2) *Rev. de Chir.*, sept. 1899.

Après un examen critique de la technique et des résultats de 1001 laparotomies, le Professeur de gynécologie de Moscou s'exprime en ces termes :

« L'autoplastie est le seul mode d'action en lequel j'ai une confiance absolue et qui est capable très souvent *de prévenir* et *de protéger* de la péritonite septique et des autres conséquences nocives. On sait qu'au cours de la laparotomie, le péritoine est non seulement blessé, mais encore déchiré, et que les couches sous-jacentes sont alors mises à nu. Je désigne alors sous le nom d'*autoplastie* toutes les mesures prises contre cet état des tissus consécutifs à ces ruptures du péritoine. Les manipulations ont pour but de fermer toutes les surfaces déchirées et mises à nu et d'isoler de la cavité abdominale toutes les régions infectées de l'abdomen. Tout pédicule laissé après une énucléation d'une tumeur est couvert par le péritoine. On procède de même pour les pédicules plus larges, en les transformant en des pédicules plus étroits et en les tapissant ensuite par le péritoine ».

« Grâce à l'autoplastie, des suppurations pelviennes très graves n'ont eu aucune influence sur l'issue favorable des opérations. En un mot, j'attribue à l'autoplastie péritonéale une importance capitale, ce procédé permettant de transformer des cas compliqués en cas simples ; je la considère comme analogue à l'autoplastie qui permet de corriger les difformités acquises et congénitales de la face » (1).

Le procédé de Sneguireff diffère de celui préconisé par Quenu, en ce que le chirurgien russe, au lieu d'effacer le

(1) *Rev. de chir.*, sept. 1899.

petit bassin par l'adossement vésico-sigmoïde, se contente de réunir le colon pelvien à la face postérieure de l'utérus, qu'il conserve généralement après castration bilatérale pour annexite.

Mais il est juste de dire que Quenu et Sneguireff procèdent du même point de départ et attribuent l'un et l'autre une place identique à la péritonisation.

Le rapport très détaillé lu par Amann, de Munich, en 1900, au Congrès International de Paris, vint confirmer les idées de Quénu et Sneguireff, et s'inspire des mêmes principes. Nous croyons, en raison de l'importance de cette communication, devoir donner l'analyse complète qui en a été faite dans la *Revue de gynécologie et de chirurgie abdominale* (n° de décembre 1900).

« Il est fréquent, dit Amann, dans le cours d'opérations abdominales ou abdomino-vaginales, de rencontrer des altérations du péritoine telles, qu'elles excluent toute réunion immédiate. L'origine de ces altérations se trouve, soit dans l'inflammation, par exemple dans les abcès du petit bassin, surtout s'ils sont dus au streptocoque ou au bacille de Koch, mais aussi dans les abcès collibacillaires ou gonococciques ; il y a alors une production de fausses membranes, telle que la conservation du péritoine devient impossible, principalement quand l'abcès s'est ouvert dans un organe du voisinage, vagin ou intestin. Le même processus a lieu au voisinage d'une tumeur de grand développement, un kyste dermoïde, par exemple. L'origine de ces altérations péritonéales peut encore se trouver dans les troubles de nutrition (développement considérable de tumeurs intraligamentaires de l'utérus ou de l'ovaire), ou dans des dégénérescences malignes de la séreuse elle-même (carcinome, sarcome). On peut être obligé, dans ces cas, d'enlever de grandes portions de péritoine ; le fait se produit surtout quand on pratique le curage de l'excavation avec libération étendue des uretères et recherche des ganglions rétro-péritonéaux.

« Ces altérations peuvent créer de grands dangers ; en effet, malgré le drainage, des anses de l'intestin grêle peuvent adhérer en ces points et ces adhérences sont souvent une cause d'occlusion intestinale, Le drainage vaginal ou sous-pubien, seul employé jusqu'ici, ne suffit pas pour obvier à cet inconvénient, des adhérences pouvant se former au-dessus de l'espace drainé. Quelquefois, l'intestin est solidement fixé dans le petit bassin, avec diminution de calibre, d'où encore une cause d'occlusion tardive.

« Pour ces raisons, l'auteur recommande de toujours recouvrir les pertes de substance avec le péritoine, et il expose les deux manières qui lui ont donné des succès dans de nombreux cas. On peut : 1° Mobiliser et transplanter le péritoine voisin ; 2° Transporter sur la perte de substance des organes recouverts de péritoine.

« Dans le premier cas, dès la section des parois abdominales, on sépare le péritoine dans la direction de la cavité de Retzins, éventuellement des deux côtés, en dégageant aussi la plus grande partie de la vessie. Ces lambeaux de péritoine sont assez mobiles pour pouvoir couvrir jusqu'à la paroi postérieure du bassin.

« Dans le deuxième cas, on emploie souvent l'anse sigmoïde qui, presque toujours, n'est fixée qu'à sa partie inférieure, et elle devient assez mobile pour pouvoir être transportée sans tiraillements et sans tension proprement dite, du côté droit jusqu'au cœcum, du côté gauche jusqu'à la paroi latérale du bassin, et pour pouvoir couvrir ainsi toutes les parties profondes du petit bassin.

« Si on enlève l'utérus (ce qui facilite l'examen de la situation), on fixe à droite et à gauche par des sutures, l'anse sigmoïde aux parois latérales de l'excavation, en avant, à la vessie ou à la paroi abdominale antérieure ; quand l'utérus est conservé, on suture l'anse sigmoïde à sa paroi postérieure, latéralement aux parois, pour couvrir les pertes de substance péritonéale rétro-utérine. Au-dessous de ce toît formé par l'anse sigmoïde, son revêtement séreux et son mésentère, on draine avec une mèche de gaze iodoformée, soit par la plaie vaginale si on fait une hystérectomie abdominale totale, soit par le cul-de-sac postérieur si on a conservé l'utérus. On évite ainsi l'adhérence d'une anse intestinale avec une surface privée du péritoine.

« Cette séparation de la partie inférieure du bassin du reste de la cavité abdominale, offre des avantages spéciaux dans les cas de pus septique ou d'abcès génitaux communiquant avec l'intestin, quand il y a, par exemple, pyosalpinx ouvert dans le gros intestin, tumeur suppurée de l'ovaire, ou encore, s'il y a coexistence d'abcès génitaux avec une appendicite perforante, les sutures intestinales étant situées sous la cavité drainée.

« Quand, après une hystérectomie abdominale totale, le mésocolon iliaque est infiltré et raccourci et, qu'ainsi, le déplacement de l'anse sigmoïde se trouve limité, on se servira de la vessie. Dans ces cas, on suture la vessie à la paroi postérieure du bassin et à l'anse sigmoïde. On est quelquefois obligé de séparer transpéritonéalement la vessie d'avec la paroi abdominale antérieure pour la mobiliser.

« Pour les sutures, l'auteur emploie du catgut le plus fin.

« L'auteur a eu recours à ces manœuvres opératoires, principalement à l'anse sigmoïde, dans plus de 50 cas d'hystérectomie abdominale pour fibromes, abcès du bassin ouverts dans l'intestin, etc... Il y avait de larges pertes de substance du péritoine ; dans 18 cas, l'utérus put être conservé. Sauf 2 cas (opérés en pleine péritonite), tous les autres ont été suivis de guérison.

« Jamais l'auteur n'a observé de troubles dus aux tiraillements ou à la tension de l'anse sigmoïde ainsi transportée. Les fonctions intestinales reprennent dans le temps habituel et, quelquefois même, plus tôt.

« Il conclut donc en recommandant de toujours reconstituer le plancher péritonéal, de préférence à l'aide de l'anse sigmoïde ou par un autre des procédés décrits. C'est seulement en agissant ainsi, qu'on pourra, avec sécurité, empêcher les anses d'intestin grêle de descendre dans le petit bassin ».

Peu de temps après le rapport de Amann, nous publiions, en collaboration avec M. Quénu, un article (1), où nous décrivions la technique et les résultats de la péritonisation telle que l'emploie notre maître dans son service à l'hôpital Cochin depuis l'année 1896.

« C'est sans doute en s'inspirant du rapport du chirurgien bavarois et du mémoire du chirurgien français, que Delage (2), dans une thèse très documentée, faite sous

(1) *Rev. de chir.*, fév., 1901.
(2) Delage, Th. Paris, 1901.

l'inspiration du Professeur Terrier, appelle la méthode de péritonisation *méthode de Amann-Quénu*. Nous croyons qu'il est plus juste de l'appeler *méthode de Quénu-Sneguireff*, en tenant compte de la communication de M. Quénu au congrès de 1899 et de la priorité indiscutable du professeur de Moscou sur Amann.

Un fait reste certain — et nous voulons le retenir, parce qu'il consacre l'excellence de la péritonisation — c'est que, simultanément, Quénu, en France, Sneguireff, en Russie, Amann, en Bavière, ont été amenés à pratiquer l'enfouissement sous-séreux du petit bassin, après les opérations pelviennes, et n'ont eu qu'à se louer de cette méthode.

D'ailleurs, dans ces deux dernières années, les faits se sont multipliés et permettent d'établir un jugement de l'autoplastie péritonéale sur une base solide. C'est ainsi que Reynier (1), Jonnesco (2), Jayle (3), Duret (4), le Professeur Terrier (5), ont adopté l'effacement du petit bassin par adossement vésico-sigmoïde, et en ont obtenu les meilleurs résultats.

Nous croyons volontiers que la méthode fera de nouveaux adeptes, car nous pensons avec Sneguireff (6) que « la chirurgie cavitaire réalisera certainement des progrès considérables quand on aura bien étudié et perfectionné les procédés d'autoplastie péritonéale ».

(1) Reynier, *C. R. cong. int. chir.*, section gyn., Paris, 1900.
(2) Jonnesco. *C. R. Soc. chir. de Bucarest*, mars 1900.
(3) Jayle, in Berruyer. *Du drainage du péritoine après laparotomie, pour lésions utéro-annexielles et la péritonéoplastie pelvienne* (Thèse Paris, 1901).
(4) Duret. *Bull. des Sc. méd. de Lille*, 1er janv. 1901.
(5) Terrier et Delage. *Rev. de chir.*
(6) Sneguireff. *Loc. cit.*

CHAPITRE PREMIER

Avantages de la péritonisation.

La péritonisation constitue un temps spécial de l'acte opératoire ayant pour but de recouvrir de séreuse toutes les surfaces cruentées.

En vertu de cette méthode, avant de refermer l'abdomen, on procède à une réfection du péritoine telle, que l'intestin, en tous les points de la cavité abdominale, s'adosse comme chez le sujet sain, à une surface lisse et recouverte d'endothélium. Les conditions physiologiques normales se trouvent donc rétablies, et ce fait constitue *a priori* un argument en faveur de la méthode.

D'autres considérations viennent plaider en sa faveur : la péritonisation s'adresse à la fois à *l'hémorragie*, à *l'infection* et à la *production* des *adhérences intestinales*.

S'il est un principe bien établi en chirurgie et de constatation banale, c'est la nécessité d'une *hémostase* aussi parfaite que possible. L'assèchement de la plaie abdominale constitue un élément important de pronostic favorable et de réparation rapide.

Or, le fait d'appliquer et de fixer sur une surface dénudée et suintante un lambeau de péritoine, a pour premier et important résultat de supprimer toute exsudation à ce niveau.

La péritonisation ne remplit ce but que s'il s'agit d'un suintement sanguin d'origine capillaire. Elle ne peut agir sur des vaisseaux de moyen calibre que dans le cas où ces vaisseaux siègent au niveau des lèvres de la plaie péritonéale et peuvent être serrés dans la suture. Mais il serait dangereux de compter sur la péritonisation pour obtenir l'hémostase d'une artériole ou même d'une veinule saignant au milieu de la surface dénudée. On risquerait, en pareil cas, comme l'a fait remarquer Kelly, de provoquer la formation d'un hématome sous-péritonéal, capable dans la suite de s'infecter et de se transformer en abcès. Il faudra donc, au préalable, pincer et lier tous les vaisseaux susceptibles de l'être.

La péritonisation combat l'*élément infectieux* par des moyens multiples : d'abord parce qu'elle est hémostatique ; ensuite parce qu'elle facilite la résorption des liquides épanchés dans le péritoine ; en dernier lieu, enfin parce qu'elle constitue une barrière qui limite le processus inflammatoire.

Nous avons vu comment il fallait entendre le rôle hémostatique de la péritonisation. Les microbes qui peuvent se trouver au niveau de la région opératoire, soit à raison de la nature même de la maladie traitée (pelvi-péritonite aiguë), ou bien du fait de l'acte opératoire (ouverture d'une poche suppurée quelconque), ou bien encore apportés par les mains du chirurgien et des aides, et peut-être par l'air des salles (1), ces microbes, disons-nous, auront d'autant moins de chances de cultiver qu'ils seront privés, par la péritonisation, d'un milieu

(1) Bouchard. *Path. génér.*, 2e vol., p. 66.

favorable constitué par l'exsudation séro-sanguine provenant des surfaces cruentées.

Tel est le premier mode d'action anti-infectieuse de l'autoplastie péritonéale ; le second résulte des conditions de l'absorption des liquides intra-péritonéaux.

Schnitzler et Ewald (1) ont démontré expérimentalement que chez un lapin ayant une péritonite purulente, le taux de l'absorption péritonéale est abaissée. Berg (2) est arrivé à des conclusions identiques : il a vu que pour le péritoine sain, la principale voie de résorption serait la voie rapide des vaisseaux sanguins, tandis que pour le péritoine malade, l'absorption se ferait surtout par la voie plus lente des vaisseaux lymphatiques dilatés.

Il paraît donc bien démontré aujourd'hui, qu'une séreuse pourvue d'un endothélium altéré, présente une résorption diminuée. C'est par cette diminution du pouvoir endosmotique que l'on explique la moins grande résistance du péritoine malade à l'infection.

L'expérimentation entre les mains de Grawitz (3), Pawlowsky (4), Waterhouse (5) Tavel et Lanz (6), etc., a montré en effet que l'introduction de microbes mêmes pathogènes en suspension dans un liquide non irritant dans un péritoine sain, ne donne pas naissance à la péritonite. On admet, en pareil cas, que la résorption du péritoine est tellement puissante que les germes se

(1) *Deutsche Zeit. für Chir.*, Bd. XLI.
(2) *Méd. Rec.*, New-York, 1900, LVII, p. 1113-1119.
(3) Grawitz. *Charité Annalen*, XI, 1886.
(4) Pawlowsky. *Centralb. für Chir.*, 1887, n° 48.
(5) Waterhouse. *Virchow's Arch.*, Bd. CXIX, 1890.
(6) Tavel et Lanz. *Mittheilungen aus klinischen und medicinishen Instituten der Schweiz* ; I Reiche 1 Heft Carl Sallmann, Basel und Leipzig, 1893.

trouvent privés de tout milieu de culture (1). Si, au contraire, le pouvoir d'absorption du péritoine est diminué par une irritation ou une blessure quelconques, l'infection se déclare. Pour réaliser cette irritation, il suffit avec Grawitz et Pawlowsky d'introduire les microbes en suspension dans un liquide irritant.

Les surfaces pourvues d'une séreuse malade (par exemple le petit bassin après une hystérectomie) constituent donc un lieu de moindre résistance où la péritonite peut se déclarer sous l'influence de germes qui seraient inoffensifs déposés sur une région saine du péritoine.

Or, la péritonisation a pour effet d'isoler de la cavité abdominale toute surface séreuse altérée pour lui substituer une lame de péritoine sain et capable de se défendre contre l'infection.

Nous devons encore envisager le rôle antiseptique de la péritonisation à un autre point de vue.

Pour se faire une idée exacte de l'autoplastie idéale, dit avec beaucoup de raison Sneguireff (2), il faut s'adresser à la nature et voir comment elle cerne les foyers infectés de pelvis pour en protéger la cavité abdominale. Or, que voyons-nous dans les cas de pelvi-péritonite au point de vue de la répartition des adhérences ?

Dans la disposition la plus commune, le grand épiploon est fixé et retenu dans le petit bassin et s'interpose à la manière d'une cloison, entre le pelvis et les anses grêles. La vessie, dans certains cas, peut venir adhérer par toute sa surface à l'utérus et surtout au fond de ce

(1) Il faut tenir sans doute compte également de l'action phagocytaire.
(2) Sneguireff. *Loc. cit.*

dernier. L'S iliaque est fréquemment tiré en avant et adossé à la face postérieure de l'utérus et des masses annexielles En un mot, dans la pelvi-péritonite, nous assistons à un processus de coalescence des organes pelviens (vessie-utérus et annexes, anse sigmoïde) qui, réunis en un seul bloc par des adhérences, arrivent à constituer comme un diaphagme pelvien s'opposant à la marche ascendante de l'infection.

La péritonisation, telle que nous la décrirons plus loin, aboutit à refaire cette cloison pelvienne défensive, après extirpation de toutes les parties malades. Elle réalise un moyen de défense efficace de la grande cavité péritonéale par imitation du processus naturel de réaction du péritoine à l'infection.

Ces considérations de physiologie pathologique suffiraient à justifier le principe de la péritonisation. Il en est d'autres, d'*ordre mécanique*, qui lui fournissent un puissant appui. Elles ont trait à la production des *occlusions intestinales post-opératoires* immédiates ou tardives.

Les conditions anatomiques de la production des adhérences péritonéales sont bien connues : il est nécessaire, pour que deux surfaces séreuses s'accolent, qu'elles soient au préalable dépouillées de leur endothélium.

Ces conditions se trouvent réalisées et au-delà dans de nombreuses interventions abdominales et en particulier pelviennes, où il peut y avoir, du fait des dissections chirurgicales, de véritables pertes de substance du péritoine, de véritables avivements en un mot. En ces points, l'intestin a des chances d'adhérer ou de subir des coudures pouvant aller jusqu'à la sténose complète.

Depuis que Spencer Wells (1) signalait pour la première fois les occlusions post-opératoires, la littérature médicale s'est enrichie de nombreux faits publiés notamment par Wolf Hirsch (2), Easterly Ashton (3), et plus récemment par L. Championnière (4), Quénu (5), Leguen (6), Adenot (7), etc.

Notre maître Leguen, dans ces dernières années, a présenté une vue d'ensemble de la question.

« Toutes les opérations abdominales, ou presque toutes, celles au moins qui, après ouverture de la séreuse, nécessitent des manipulations sur l'intestin et le péritoine, et préparent pour l'avenir des adhérences, sont susceptibles de donner lieu à une occlusion intestinale post-opératoire ».

Depuis longtemps on a remarqué le grand nombre des occlusions, à la suite des laparotomies pour kyste de l'ovaire. Sur 57 cas d'occlusion intestinale rassemblés par Leguen, 27 fois l'occlusion parût à la suite de l'ovariotomie. M. Quénu explique cette fréquence par ce fait que l'intestin grêle soulevé par la tumeur, après ablation de celle-ci, retombe dans la cavité pelvienne devenue libre et s'accole au pédicule avec la plus grande facilité. Ainsi, dans le cas de Macready (8) les adhérences siégeraient au niveau du pédicule droit. Dans celui-ci de

(1) Sp. Wells. *Medical Time and Gazette*, 1860.

(2) Wolf Hirsch. Quatorze observations d'occlusion intestinale après laparotomie, *Arch. für Gyn.*, Cologne 1888 ; Berlin, Bd. Hft., 11, p. 247.

(3) Easterly Ashton. *Arch. gén. de Médec.*, 1893 ; *The med. News*, 30 juillet 1892.

(4) L. Championnière. *Soc. de Chir.*, 1892.

(5) Quenu. *Nouv. Arch. d'obst. et de gyn.*, 1894, p. 423-461.

(6) Leguen. *Gaz. Hôpitaux*, 1895, n° 130.

(7) Adenot. *Rev. de Chir.*, 1896, p. 16-42.

(8) Macready. *Brit. Méd. Jour.*, 1888, p. 816.

Schively (1) l'intestin est adhérent à la paroi abdominale postérieure et surtout à la face profonde de la cicatrice. Dans les cas de Sountay (2) et de Ashton (3), le siège de l'obstacle était au niveau du péritoine pariétal et tenait à des adhérences qui avaient dû être dissociées au cours de l'opération.

Après l'ovariotomie, les salpingectomies entrent pour 9 cas sur 57 (Legueu). Le mécanisme de l'occlusion est à peu près le même qu'après les ovariotomies : sténose intestinale par adhérence, bride ou coudure en rapport avec les surfaces cruentées des pédicules ou du péritoine pelvien.

Philips (4), dans un cas typique, note sur une malade ayant subi la castration pour annexite, et morte d'occlusion un an plus tard, « que du pédicule utérin droit à la terminaison du grêle, existait une bride fibreuse sous laquelle une anse d'intestin grêle était étranglée ».

Il semble bien que dans tous ces accidents, dont nous pourrions allonger considérablement la liste, l'occlusion eût pu être évitée par l'enfouissement sous-séreux des pédicules et des surfaces cruentées voisines.

Un autre ordre de complications doit faire redouter la production des adhérences péritonéales. Sans nul doute, l'occlusion précoce ou tardive constitue le péril le plus grave auquel elles exposent, mais il en est un autre : ce sont des *coliques* très vives, persistantes, résistant à tous les moyens médicaux usuels et ne cédant qu'à la laparotomie qui va libérer l'intestin.

(1) Schively. *New-York Méd. Journ.*, 1884, p. 292.
(2) Sountag. *Berl. klin. Woch.*, 1887.
(3) Ashton. *Loc. cit.*
(4) Philips. *Lancet*, 10 septembre 1892.

De tels faits déjà signalés par Crédé (1), Riedel (2) ont été à nouveau mis en lumière par Nicaise (3) et Bouquet de Jolinière (4), qui conseille le seul traitement rationnel, la rupture des adhérences suivie de la péritonisation des surfaces cruentées.

Mais l'auteur n'envisage pas la péritonisation comme méthode générale et préventive.

(1) Crédé. Voy. Tr. chirurg. des coliques chron. graves, *in Rev. des Sc. Méd. de Hayem*, XXXI, p. 667.

(2) Riedel. *Arch. für klinische Chir.* Bd. XLVII, 1894.

(3) Nicaise. Adhérences péritonéales douloureuses, *Rev. de Chir.*, août 1894, p. 621.

(4) Bouquet de Jolinière. *Des adhérences péritonéales considérées comme cause de phénomènes douloureux*, Th. Lyon, 1895.

CHAPITRE II

Des avantages comparés de la péritonisation et du drainage à la gaze par la voie abdominale ou par la voie vaginale.

---

§ Ier. — Comparaison avec le tamponnement « à la Mickulicz ».

On sait que la méthode de Mickulicz (1) et ses dérivées consistent essentiellement à bourrer la plaie pelvienne avec un sac de gaze simple ou iodoformé dont l'extrémité libre vient sortir dans l'angle de la plaie abdominale.

Pozzi (2), qui a introduit le tamponnement de Mickulicz en France, lui reconnaît les indications suivantes :

1° Le suintement abondant de sang redouté après l'occlusion des parois abdominales.

2° L'existence dans la cavité péritonéale d'une surface septique susceptible de fournir des liquides dont la résorption serait nuisible.

3° La large déchirure du péritoine agissant comme double facteur, à la fois comme source de suintement persistant et comme entrave au pouvoir normal de résorption.

Voici maintenant, selon Mickulicz lui-même, comment la méthode du tamponnement remplit ces diverses indications :

(1) Mickulicz. *Arch. f. klin. Chir.*, 1881, B. XXVI, Hft. 1, p. 111.
(2) Pozzi. *Bull. Soc. de Chir.*, 1888, p. 205.

1° Le sac de gaze iodoformée sert de tampon hémostatique ;

2° Il draine la plaie pelvienne d'une manière simple et parfaite en utilisant la force capillaire ;

3° Il maintient la cavité aseptique et protège le péritoine contre cette source d'infection ;

4° Il isole la plaie pelvienne de la cavité péritonéale. En tant que corps étranger, il détermine, partout où le péritoine est normal, des adhérences qui protègent la grande cavité séreuse.

En résumé, la bourse de gaze iodoformée de Mickulicz représente à la fois un drainage capillaire et un tamponnement hémostatique et isolateur.

Ces avantages sont réels, et il n'est pas possible de contester que le tamponnement ne soit une excellente méthode à laquelle bien des opérées sont redevables de leur vie. Mais nous croyons qu'à l'heure actuelle, dans presque tous les cas, elle doit céder la place à la *péritonisation,* qui remplit absolument le même rôle que le tamponnement, présente les mêmes avantages sans avoir les mêmes inconvénients.

On pourrait seulement arguer en faveur du tamponnement son rôle de drainage par utilisation de la force capillaire. Mais il suffit d'associer (comme le font couramment MM. Terrier et Quénu), l'action des drains de caoutchouc à celle de la péritonisation pour voir tomber le dernier argument en faveur du Mickulicz.

Il ne faudrait d'ailleurs pas s'exagérer l'importance des fonctions aspiratrices du Mickulicz. Welch (1) a bien démontré l'influence irritante des corps étrangers sur

(1) WELCH. *The american Journal of medical Sciences,* nov. 1891.

le péritoine, et Berg (1) attribue en grande partie à cette irritation le suintement abondant qui peut se faire à l'extrémité libre du sac de Mickulicz, de telle sorte que cette exsudation dont s'applaudissent beaucoup de chirurgiens pourrait bien n'être qu'un témoignage d'une véritable péritonite traumatique relevant du tamponnement. D'autre part, il est fréquent d'observer des rétentions de liquides septiques derrière un tamponnement à la gaze, et à ce point de vue, les tubes creux de caoutchouc paraissent bien préférables.

D'autres reproches ont été adressés au Mickulicz; nous ne ferons que les résumer brièvement.

a) Dans certains cas, le tamponnement trop serré a pu comprimer l'intestin et gêner son fonctionnement; Comme, d'autre part, le contact de la gaze avec la séreuse péritonéale a pour effet de créer rapidement des adhérences, il peut se faire, si le Mickulicz est resté longtemps en place, que l'aplatissement provisoire d'une anse intestinale ou sa soudure ne deviennent définitifs.

b) Les adhérences qu'il contracte rendent son retrait très difficile et très douloureux; dans des cas nombreux, une fistule intestinale s'est produite, causée par les adhérences de la gaze déchirées au moment de l'extraction (2).

c) Le tamponnement retarde la guérison définitive et laisse pendant longtemps à sa suite une fistule; il facilite l'infection des fils à la ligature, et si ceux-ci ne sont pas résorbables, la fistule ne se ferme qu'après leur expulsion, quelquefois un an, deux ans, trois ans, etc. plus tard.

(1) Berg. *Loc. cit.*
(2) Legueu et Labadie-Lagrave. *Tr. gyn.*, p. 476.

Par ces fistules s'écoulent une très petite quantité de liquide séro-purulent ; de temps en temps l'orifice cutané se bouche, les sécrétions s'accumulent en arrière de l'obstacle, la malade souffre et peut avoir de la fièvre. Puis au bout d'un temps variable, la cicatrice se rompt, le pus s'écoule. Ces alternatives se reproduisent indéfiniment par la persistance en arrière de la paroi abdominale d'un trajet profond qui suit la direction générale du Mickulicz et aboutit aux fils des pédicules. Il s'agit en somme d'un véritable abcès pelvien dont les ennuis ne sont pas loin d'égaler ceux d'une salpingo-ovarite suppurée.

d) Enfin la paroi abdominale se ferme par une cicatrice mince ; la couche musculo-aponévrotique n'est pas reconstituée au niveau du large orifice par où sortait le Mickulicz ; aussi les éventrations ultérieures sont-elles fréquentes. Chez une opérée de Fochier (1), il y eut à la fois fistule et éventration et, dans la suite, péritonite suraiguë par infection de la hernie dûe aux germes provenant du trajet septique.

De tous ces faits nous concluerons que l'emploi du tamponnement doit être restreint dans la mesure du possible.

Leguen (2) le limite aux cas suivants : hémorragie en nappe ou danger d'hémorragie, adhérences étendues, rupture de pyo-salpinx, présence dans le péritoine de foyers purulents incomplètement enlevés et danger de septicémie.

Quénu (3) va plus loin et il supprime complètement

(1) Brenans. *Avantages et inconvénients du Mickulicz*, Th. Lyon, 1893-94, p. 50.
(2) F. Labadie-Lagrave et F. Legueu, *Tr. de Gyn.*, p. 746.
(3) Quénu. *Bull. Soc. chir.*, 1900.

le Mickulicz de sa pratique pour le remplacer par la péritonisation systématique.

§ II. — Comparaison avec le drainage vaginal.

La péritonisation pelvienne doit également être mise en parallèle avec le *drainage vaginal à la gaze ;* celui-ci compte, dans la génération actuelle des chirurgiens, de nombreux et fervents adeptes (Routier, Lejars, Jean-Louis Faure, etc.).

Son emploi est lié à celui de l'hystérectomie abdominale totale, bien qu'à vrai dire on puisse encore le faire succéder à une hystérectomie subtotale, en effondrant largement le cul-de-sac vaginal postérieur.

Il est facile à réaliser : il suffit, avec une grande pince, de plonger de haut en bas de la cavité pelvienne vers le vagin, une mèche de gaze iodoformée ou stérilisée. L'extrémité supérieure de cette mèche est étalée dans le petit bassin au niveau des espaces dénudés, souillés de pus ou suintants. Par l'extrémité inférieure intra-vaginale, viennent sourdre les liquides exsudés au niveau du pelvis. C'est un véritable tamponnement « à la Mickulicz », dont l'issue est vaginale au lieu d'être abdominale comme dans la méthode primitive de Mickulicz. De même que cette dernière, il représente à la fois un drainage capillaire et un tamponnement hémostatique et isolateur.

Il offre le grand avantage de permettre la suppression de tout drainage abdominal et la réunion complète de la plaie ; ses partisans lui reconnaissent en outre des mérites spéciaux qui tiendraient à sa *déclivité*. Il n'est pas douteux que cet excellent procédé ne réalise un progrès notable sur le tamponnement « à la Mickulicz ». Mais il n'est pas exempt de tout reproche : sans vouloir rappeler ceux qui tiennent aux difficultés de l'extraction et aux lésions possibles de l'intestin au moment de la rupture des adhérences de la gaze, nous signalerons seulement le danger qui résulte de la communication établie entre le vagin, cavité essentiellement septique et les anses grêles qui sont venues habiter le Douglas après l'évidement pelvien. Le drainage vaginal peut ainsi favoriser l'infection des pédicules : aussi peut-on voir, à sa suite, subsister au fond du vagin un trajet fistuleux, conduisant sur les ligatures. Ces fistules sont sans doute moins désagréables que celles succédant au retrait d'un tamponnement abdominal, mais elles peuvent néanmoins donner lieu à des phénomènes de rétention purulente avec fièvre et douleur.

La malade peut encore souffrir en raison des adhérences contractées dans le fond du petit bassin ; le drainage vaginal, en effet, ne permet pas de reconstituer le plancher séreux pelvien : il le laisse dans les mêmes conditions, ou peu s'en faut, qu'une hystérectomie vaginale. C'est peut-être là son plus grave défaut et la cause de son infériorité sur la péritonisation qui assure, nous l'avons vu, une guérison plus voisine de l'état physiologique.

CHAPITRE III

Technique de la péritonisation.

La péritonisation constitue pour nous une méthode générale, et l'on peut dire qu'il est peu d'opérations abdominales où elle ne puisse être effectuée avec profit.

Nous nous contenterons de l'envisager dans les opérations pelviennes où elle est de pratique courante et fait pour ainsi dire partie de l'acte opératoire :

1° L'appendicite;

2° Les kystes de l'ovaire;

3° Les fibromes;

4° Les salpingo-ovarites.

Dans l'*extirpation abdomino-périnéale du rectum*, pour cancer haut situé, M. Quénu, chez la femme, applique accessoirement le principe de la péritonisation.

Après l'amputation du rectum, la cloison formée par l'utérus d'une part et les ligaments larges d'autre part, bascule en arrière vers le sacrum et vient fermer pour ainsi dire le petit bassin. Notre maître pense que cette disposition anatomique explique pour une part les succès de la méthode abdomino-périnéale chez la femme. On sait que chez l'homme le nombre des morts égale celui des opérations (1).

(1) Abstraction faite du succès publié récemment dans la *Gazette des Hôpitaux*, par Pierre Delbet.

Dans certains cas, M. Quénu s'est bien trouvé de fortifier la disposition anatomique normale en suturant l'utérus et les ligaments larges au péritoine de la paroi pelvienne postérieure.

I. — Péritonisation de l'appendicite.

Dans la résection de l'appendice à froid, M. Quénu a pour habitude d'enfouir le moignon cautérisé dans un pli de la paroi cæcale obtenu à l'aide de quelques points séro-séreux.

Cette précaution paraît inutile à certains chirurgiens qui se contentent, après ligature et section de l'appendice, de cautériser le moignon appendiculaire. Cette pratique a pour elle sa rapidité et sa simplicité d'exécution. Elle a donné d'innombrables succès, mais elle a pu être incriminée dans la genèse de certains accidents. Alexander Skene (1) aurait vu 15 fois, sur 549 opérations, le moignon donner naissance à des suppurations locales et même à des fistules stercorales très tenaces.

Aussi vaut-il mieux faire l'invagination. Et même dans certains cas d'appendices très volumineux, M. Quénu est partisan de recouvrir la surface cruentée du pédicule en rabattant sur elle une collerette péritonéale disséquée sur la racine de l'appendice. On procède de la façon suivante :

L'appendice étant tendu par un aide, on incise circulairement la tunique séreuse du péritoine, à deux centimètres environ de son implantation ; avec le dos du bistouri, on décolle une manchette de péritoine sur la

(1) Skene. *New-York méd. J.*, 1898.

racine de l'appendice (tout comme une manchette de peau dans une amputation circulaire). Cette décortication est poursuivie pendant un centimètre à un centimètre et demi environ jusqu'au point où doit porter la section de l'appendice.

A ce niveau on place une ligature sur l'appendice ; on sectionne et cautérise le moignon, puis on rabat sur lui le capuchon péritonéal que l'on ferme par quelques points de suture. Alors, seulement, on procède à l'enfouissement dans l'épaisseur de la paroi cæcale. Il est également bon d'enfouir la base généralement très épaissie et infiltrée du méso-appendice par un surjet conduit sur le cæcum, du point d'implantation de l'appendice vers la terminaison de l'iléon.

Dans certains cas où appendice et cæcum sont englobés dans des adhérences et dans une gangue inflammatoire, le travail de péritonisation peut aller plus loin.

Nous rapportons, à cet égard, deux observations de la pratique de M. Quénu.

Observation I. — Jeune fille de 14 ans est prise en mars 1900 d'une crise de douleurs vives dans la fosse iliaque droite avec vomissements et fièvre.

Le médecin traitant constate un empâtement très marqué dans la fosse iliaque droite et fait refroidir les lésions par les moyens habituels (repos au lit, diète lactée, opium à l'intérieur, glace sur le ventre). Deux mois plus tard, les phénomènes ont disparu mais la fosse iliaque reste douloureuse à la pression, et, par une palpation profonde, on perçoit, au niveau du point de Mac Burney, une tumeur allongée en forme de boudin.

Laparotomie par M. Quénu, en mai 1900. Nous l'assistons dans cette opération.

L'appendice, gros, bosselé, présente une perforation à sa partie moyenne.

Entre la fosse iliaque et la paroi externe du cœcum, il existe une poche ancienne contenant environ une cuillerée à café de pus concrété analogue à du mastic.

Après grattage à la curette des débris caséeux, un surjet, effaçant l'angle de la fosse iliaque et de la paroi abdominale, isola le foyer à la fois du cœcum et de la grande cavité péritonéale.

La paroi externe du cœcum dénudée fut de même réparée par quelques points séro-séreux.

Grâce à cette double péritonisation, M. Quénu put refermer sans crainte la plaie abdominale en ne laissant qu'un petit drain de caoutchouc qui fut retiré au bout de deux jours.

La guérison s'obtint sans réaction thermique et sans le moindre incident.

Observation II. — Jeune homme, 18 ans, bonne santé habituelle. Il est pris subitement d'une douleur vive dans la fosse iliaque droite avec fièvre et vomissements. M. Quénu, appelé le lendemain du début des accidents, diagnostique une poussée aiguë d'appendicite et fait la laparotomie 36 heures après le début des accidents.

L'appendice occupe une position ascendante ; il est plaqué contre la face antérieure du cœcum et présente une perforation terminale. Un petit foyer gangréneux existe entre l'appendice et la face antérieure du cœcum.

Pour libérer l'appendice, on est obligé de le sculpter en quelque sorte dans la paroi cœcale qui est dénudée et amincie.

Thermo-cautérisation du petit foyer gangréneux et enfouissement de la surface cœcale par une suture séro-séreuse qui fait disparaître tous les points cruentés.

Un petit drain est placé à la face antérieure du cœcum.

Grâce à la péritonisation, M. Quénu a pu refermer complètement la plaie abdominale. Il ne l'aurait jamais osé si la péritonisation cœcale ne lui avait donné toute sécurité.

La guérison survint sans le moindre incident.

Dans les travaux récents faits sous l'instigation de Poncet, de Lyon, Poncin (1) et Vignard (2) ont préco-

(1) Poncin. *Appendicectomie sous-séreuse*, th. Lyon, 1901.
(2) Vignard. *Rev. de Chir.*, déc. 1901, p. 829.

nisé un procédé d'appendicectomie sous-séreux qui peut être considéré comme une méthode préventive de *péritonisation*.

Il s'adresse à ces cas où, comme dans notre *observation II*, l'appendice intimement adhérent à l'intestin (cœcum ou colon) ne peut être décortiqué qu'au prix de dangers de déchirure des anses adhérentes.

L'appendicectomie sous-séreuse, application particulière de la méthode sous-capsulaire employée dans la chirurgie du rein, du corps thyroïde, etc..., consiste, après avoir incisé la séreuse appendiculaire, à extraire l'appendice de son fourreau péritonéal.

Cette manœuvre serait rendue facile, d'après Vignard, par la faible adhérence de l'enveloppe péritonéale au corps de l'appendice. Nous avons entendu M. le professeur Terrier exprimer, dans une clinique récente, l'idée que le plan de clivage se fait en réalité en pleine tunique musculaire.

Lorsque la séreuse de l'appendice est très malade, on conçoit mal qu'elle soit susceptible d'une telle décortication. Quoiqu'il en soit, si le fait était susceptible d'être généralisé, il pourrait limiter les dégâts intestinaux au cours de l'appendicectomie et, par suite, restreindre les indications de la péritonisation.

Les deux méthodes, en ce qui concerne la paroi intestinale, visent au même but, à savoir : ne pas compromettre la vitalité et la solidité de la paroi du tube digestif par dénudation de sa tunique séreuse.

II. — Péritonisation dans les kystes de l'ovaire.

La technique est généralement très simple. La surface à recouvrir est presque toujours minime ; quelques points de surjet suffisent pour adosser la séreuse à elle-même au-dessus de la section du pédicule suivant le principe énoncé par Condamin (1), de Lyon. Dans certains cas, surtout lorsqu'il s'agit de kyste à pédicule tordu, la tumeur adhère par toute sa périphérie ; en certains points, les adhérences sont plus intimes et leur rupture entraîne des décollements et des avivements du péritoine pariétal. Péritoniser de telles surfaces pourrait paraître superflu si l'on ne se souvenait de la fréquence des occlusions après les ovariotomies, et, en particulier, des cas de Sonntag (2) et de Ashton (3) où la sténose intestinale fut justement causée par des adhérences pariétales dissociées au cours de l'opération.

Aussi, en pareil cas, avant de refermer le ventre, il faut opérer une sorte de plissement longitudinal du péritoine, de manière à recouvrir toutes les surfaces dénudées. Ce travail de réparation est rendu facile par la distension de la paroi et la laxité de la séreuse.

Il a été exécuté dans le cas suivant que nous rapportons pour servir de type :

Observation III. — Julie Ler., 52 ans, entre le 7 janvier 1902 à l'hôpital Cochin, pavillon Pasteur, dans le service de M. le Dr Quenu, pour une énorme tumeur abdominale.

(1) Condamin. *Rev. méd.*, déc. 1893 et janv. 1894.
(2) Sonntag. *Loc. cit.*
(3) Ashton. *Loc. cit.*

Le ventre a commencé à grossir il y a un an et s'est accru rapidement. La peau de l'abdomen est mince, très distendue, parcourue de veines bleuâtres. Le ventre est complètement rempli par une tumeur mate rénitente donnant la sensation de flot.

Les culs-de-sac vaginaux sont effacés.

Le *diagnostic* est kyste de l'ovaire.

La veille de l'opération une ponction retire 10 litres de liquide.

Laparotomie le 17 janvier par M. Quénu.

Ablation du kyste multiloculaire, avec des loges contenant les unes, un contenu colloïde, les autres, un liquide hématique filant. Son poids était de 26 kilogrammes (dont 36 kilogr. avant la ponction de la veille). Ce kyste était moulé dans le petit bassin et sa face antérieure avait contracté des adhérences étendues avec la paroi. Il est très facile d'éverser largement les deux lèvres de la plaie de manière à avoir sous les yeux les deux surfaces péritonéales avivées.

Par une série de points en faufilé, on fait sur le péritoine pariétal, à droite et à gauche de l'éversion, un plissement vertical qui enfouit la largeur entière des 2 bandes de péritoine malade.

Il va sans dire que le pédicule fut également recouvert de sérum.

La guérison survint sans incident; le 3 février le malade est à la veille de quitter l'hôpital.

Dans un mémoire récent, MM. Quénu et Longuet(1) ont exposé que, à la suite de laparotomie pour kystes dont l'extirpation amène une dénudation utérine étendue, ils n'hésitent pas à pratiquer l'hystérectomie supra-vaginale, dans un but d'autoplastie péritonéale.

Dans le cas de kystes végétants des ovaires, où les productions néoplasiques adhèrent quelquefois si intimement au péritoine pelvien et sont si extensives, on peut être amené à réséquer des portions étendues de séreuse malade, puis à extra-péritonaliser, pour ainsi dire, toute la cavité pelvienne en suturant le péritoine pelvien à l'anse sigmoïde.

(1) Quénu et Longuet. *Rev. de Chir.*, juill. 1900.

L'observation suivante fournit un bel exemple de ce fait.

Observation IV. — Tumeur végétante des ovaires propagée au petit bassin. Evidement pelvien, suivi d'effacement complet du Douglas. Guérison.

Antécédents. — Mme veuve Goub..., 40 ans, sage-femme. Réglée à 13 ans régulièrement, une seule grossesse à 30 ans, accouchement laborieux nécessitant une application de forceps qui fut suivie de la production d'une fistule recto-vaginale que deux tentatives de cure opératoire n'ont pu fermer complètement.

Actuellement, il persiste un petit trajet qui laisse passer les matières diarrhéiques.

Histoire de la maladie. — Début en mai 1899 par des douleurs abdominales vagues et de l'augmentation progressive du volume du ventre.

Apparition d'une ascite attribuée à une affection du foie. Deux ponctions, l'une en juillet, l'autre en octobre.

En décembre, le médecin traitant diagnostique une tumeur abdominale et nous adresse la malade.

Examen, le 30 janvier 1900. — Femme amaigrie, ventre distendu : ascite. Par la palpation abdominale on perçoit une tumeur résistante, dont un lobe induré, gros comme une mandarine est au niveau de l'ombilic et un autre dans la fosse iliaque gauche.

Au toucher, le cul-de-sac postérieur est rempli par une masse dure repoussant l'utérus en avant et paraissant adhérer au petit bassin. Nous diagnostiquons un kyste végétant des ovaires pour lequel nous pratiquons la laparotomie le 5 février 1900.

Opération. — Une masse végétante polykystique remplit complètement la cavité pelvienne.

Elle est propagée en avant au grand épiploon dont nous réséquons les parties malades.

Nous procédons ensuite à un véritable évidement du petit bassin dont le péritoine adhère dans toute son étendue aux végétations kystiques. Râclage et cautérisation des noyaux néoplasiques greffés sur le Douglas. Nous terminons par l'hystérectomie supra-vaginale. A la fin de l'intervention, l'excavation pelvienne forme un vaste puits suintant sur toute son étendue.

Réparation. — Suture du péritoine antérieur, qui est sain, au péritoine de la région du promontoire. Effacement complet du Douglas; l'anse sigmoïde extériorisée est devenue sous-séreuse; elle contribue à combler l'espace occupé par la tumeur végétante.

Suites opératoires. — Malade très affaiblie : 3 litres de sérum le premier jour.

Le soir de l'opération à 4 heures. Temp. : 37° ; pouls 100.

Le même jour à minuit........ Temp. : 38°,5 ; pouls 110.

Le lendemain matin........... Temp. : 37°,6 ; pouls 100, facies excellent.

Les jours suivants la température et le pouls sont normaux.

La réaction, insignifiante, n'a pas duré 12 heures.

Le 15 février on enlève les fils.

La malade reprend rapidement ses forces, elle engraisse, et le 17 mars, cinq semaines après son opération, elle sort de l'hôpital transformée et méconnaissable.

III. — Péritonisation dans les fibromes.

Elle est en général facile en raison de l'intégrité habituelle du péritoine pelvien. L'autoplastie péritonéale se fait au dépens d'un large lambeau disséqué sur la face antérieure de l'utérus. On peut y ajouter un petit lambeau postérieur, de manière à obtenir une collerette péritonéale complète. Mais ce dernier lambeau est assez difficile à tracer, et il n'est pas indispensable.

Le péritoine antérieur, en effet, est suffisant pour être rabattu sur le moignon du col et pour rejoindre le liseré péritonéal qui borde en arrière la section du col.

L'acte essentiel de la réfection du plancher pelvien consiste à conduire un long surjet, au fil d'Alsace ou de catgut fin, d'un pédicule utéro-ovarien à l'autre. Il sera utile, avant d'enfouir le moignon du col, de réunir ses deux lèvres par quelques points au catgut, qui rempliront un rôle hémostatique et pourront éviter la constitution d'un hématome sous-péritonéal.

Si le fibrome siège dans le ligament large et que l'utérus puisse être conservé, on se contentera, après énucléation du fibrome, de reconstituer le ligament large par une suture au niveau de son bord supérieur.

Une série de points en capiton évitera la constitution d'un espace mort et effacera la loge occupée antérieurement par la tumeur. Ce capitonnage permettra d'éviter le tamponnement ou les drains, et, de la sorte, viendra accélérer la guérison.

Si le fibrome est compliqué d'annexites adhérentes dont l'ablation nécessite des délabrements étendus, on rétablira la continuité de la séreuse saine par un des procédés indiqués plus loin à propos des salpingites.

IV. — Péritonisation dans les salpingites.

C'est incontestablement dans le traitement des affections inflammatoires du petit bassin que la péritonisation trouve ses indications les plus nombreuses et les plus légitimes.

Non seulement elle contribue au succès immédiat de l'opération, mais encore elle assure une guérison à distance plus complète. On conçoit que le travail de réfection de la séreuse et du plancher pelvien se proportionne à l'étendue des délabrements opératoires ; ceux-ci dépendent eux-mêmes de la nature des lésions.

Nous envisagerons donc les différentes forme des salpingo-ovarites en présence desquelles on peut se trouver au cours de la laparotomie. Après avoir indiqué pour chaque cas la technique opératoire que nous avons vu suivre par M. Quénu, nous passerons ensuite en revue les procédés utilisés par divers chirurgiens en vue de la restauration du plancher pelvien.

L'étude des résultats obtenus par ces divers auteurs servira à mettre en relief la valeur de chacun des procédés.

a) Examinons d'abord le cas le plus simple, celui où nous trouvant en présence d'une *salpingo-ovarite unilatérale*, la conservation de l'utérus est une loi qui souffre bien peu d'exceptions (fibrome, métritre très prononcée, etc...). Au moyen de deux fils passés sous la trompe à travers le ligament large et entrecroisés on jette une double ligature, l'une externe, sur les vaisseaux utéro-ovariens, l'autre interne, sur l'origine de la trompe et la terminaison des vaisseaux utérins.

Un surjet (au catgut si le pus de l'ovaire ou de la trompe a souillé le petit bassin, à la soie fine si le péritoine a été protégé) conduit du détroit supérieur à l'angle de l'utérus, enfouit les deux pédicules. On utilisera, si besoin est, l'origine du ligament rond que l'on étalera pour recouvrir soit le moignon de la trompe soit une érosion de la corne utérine correspondante.

A côté de cette manière expéditive de section et de ligature en masse, il existe une deuxième méthode, plus lente, mais dont les avantages paraissent compenser, et au-delà, cette légère augmentation de durée. C'est celle qui a été indiquée par Delbet au Congrès français de chirurgie de 1896.

A l'exemple des Américains, Krug, Krentzmann,

Dussering, Penrose, Kelly et d'autres, Delbet (1) a proposé de sectionner le ligament large au niveau de son bord supérieur, sans ligature préalable. Les vaisseaux sont pincés isolément au fur et à mesure. La plaie longitudinale qui va de la corne utérine au détroit supérieur est fermée par un surjet.

Legueu (2) s'est rallié à cette manière de procéder : « Elle permet d'enlever la totalité de la trompe sans laisser le moindre moignon ; elle supprime les tiraillements produits par les ligatures en masse ; elle supprime la cause réelle de l'infection des fils ; elle supprime enfin les surfaces cruentées et diminue d'autant les chances de formation des adhérences ».

b) *Salpingo-ovarites doubles, mais peu adhérentes.* — Pendant longtemps on s'est contenté d'appliquer à de tels cas la castration bilatérale avec conservation de l'utérus.

On arguait en faveur de cette technique que l'utérus subissait une atrophie rapide équivalent presque à une disparition complète. En réalité, bien souvent l'utérus persiste et peut même rester hypertrophié s'il l'était avant l'opération. Il peut donner lieu à des troubles douloureux et à des pertes métritiques assez accentuées pour avoir nécessité une intervention secondaire.

Il résulte des statistiques de Schauta, de Landau et de Bardenhauer que la castration bilatérale ne donnait pas une proportion de guérisons parfaites supérieure à 50 % des cas. Hartmann (3), Delbet, en France, ont fourni, il est vrai, des chiffres plus élevés (55 à 60 %).

(1) Delbet. *Congr. franç. de chir.*, 1896, p. 915.
(2) L. Lagrave et Legueu. *Tr. gyn.*, 2e éd., p. 744.
(3) Voy. Audiau. Th. Paris, 1897.

Baudron (1) réunissant les résultats de nombreux chirurgiens, arrive à trouver 68 °/₀ de résultats satisfaisants.

Cette inconstance dans les guérisons parfaites relève presque toujours de l'utérus.

Si l'utérus est sain, il s'atrophie rapidement par disparition des éléments musculaires et prolifération du tissu conjonctif (Sassier), mais la muqueuse reste intacte (Sokoloff, Eckardt). Mais si l'utérus est malade (métrite, fibrome), l'influence de la castration sera quelquefois nulle sur la lésion utérine, et on verra persister des métrorrhagies, des pertes blanches ou purulentes, des douleurs pelviennes.

Ainsi s'explique qu'il a été utile, dans quelques cas, de faire soit un curettage, soit une hystérectomie vaginale secondaire pour compléter une simple castration par laparotomie. Richelot, sur 300 malades laparotomisées, à dû 53 fois pratiquer une hystérectomie vaginale secondaire pour des accidents utérins.

Aussi, selon la phrase de Legueu « la formule suivante tend déjà à s'imposer partout : toute castration annexielle bilatérale doit être suivie de l'ablation de l'utérus (2) ».

Un autre ordre de considérations qui tient particulièrement à notre sujet, constitue une nouvelle indication de l'hystérectomie, au cours des laparotomies pour annexites : nous voulons parler de la fréquence des lésions des cornes utérines et surtout de la paroi supérieure de l'utérus : très souvent, après décortication des poches

(1) Baudron. *De l'hytérectomie vaginale dans les lésions inflammatoires des annexes*, th. Paris, 1893.

(2) L. Labbé, Legueu. *Tr. gyn.*, p. 738.

suppurées, elle apparaît rugueuse, dépolie, recouverte d'exsudats péritonéaux. La seule constatation de cette dénudation utérine constitue pour nous (même avec un utérus qui par ailleurs est sain) une indication d'hystérectomie. En pareil cas, la recherche d'une réfection parfaite du plancher pelvien suffit pour commander l'ablation de l'utérus.

Sneguireff (1), qui pratique souvent dans les annexites l'ovariotomie double sans hystérectomie, a proposé une méthode originale de péritonisation pour le cas où « on observe sur le fond de l'utérus des adhérences sous forme de feutrage velu, rougeâtre pouvant provoquer des adhérences intestinales ».

« Ces adhérences, dit-il, sont très difficiles à détruire, et même si on y arrive, on court le risque de provoquer une hémorragie parenchymenteuse ; aussi est-il préférable de fixer l'utérus et de couvrir ces régions par le feuillet pariétal. Cette fixation se fait à l'aide d'une aiguille pointue et de la soie moyenne ; l'aiguille traverse d'abord, d'arrière en avant, une corne ; le feuillet pariétal du péritoine est saisi sur la face antérieure avec des pinces et tendu au-dessus de la corne utérine où il est enfilé par l'aiguille qui traverse ensuite les muscles et les aponévroses, en sortant par l'angle inférieur de la plaie. L'aide pousse l'utérus vers la symphyse pelvienne, et le fil est serré. On fait de même de l'autre côté, et les restes des ligaments larges, ramassés vers l'angle de l'utérus, sont fixés à l'aide d'une suture au péritoine pariétal. Si on place alors la malade dans la position de Trendelenburg et si on enlève toutes les anses intesti-

(1) *Rev. chir.*, septembre 1899, p. 261.

nales de l'espace de Douglas, on voit que la face postérieure de l'utérus et des ligaments larges limite en avant l'espace de Douglas par une ligne péritonéale ininterrompue.

Nous croyons qu'au lieu d'utiliser la pratique de Sneguireff, il vaut mieux faire l'hystérectomie subtotale qui n'est pas d'une exécution plus difficile que l'hystéropexie de Sneguireff, qui permet une péritonisation aussi parfaite, sinon plus, et qui de plus évite au malade les inconvénients réels de la conservation de l'utérus.

La conclusion de tous ces faits est que très fréquemment, après l'ablation bilatérale des annexes, nous faisons l'hystérectomie supra-vaginale.

Nous n'avons pas à décrire la technique de cette opération (1).

Disons seulement qu'en vue de la péritonisation ultérieure, nous nous attachons à ménager le péritoine de la face antérieure de l'utérus.

Pour atteindre ce but, on incise transversalement le péritoine utérin d'un bord de la matrice à l'autre, en passant aussi près que possible du fond utérin.

Il est généralement facile de disséquer ce lambeau de séreuse, soit en la faisant glisser avec une compresse sur la face antérieure de l'utérus, soit en le libérant avec la pointe mousse des ciseaux.

(1) L'hystérectomie supra-vaginale pour lésions inflammatoires des annexes ne comporte pas d'ailleurs une technique uniforme. Tantôt on se trouvera bien, avec Terrier, de faire d'abord l'hystérectomie pour se faire du jour et pouvoir décortiquer les annexes *de bas en haut*.

Dans d'autres cas, il sera plus facile de décortiquer d'abord les annexes avant de procéder à l'ablation de l'utérus. D'autre fois encore, on pourra inciser de droite à gauche et de gauche à droite, selon le procédé américain, en prenant soin de commencer par le côté le moins adhérent.

Pour peu qu'on apporte d'attention à cette manœuvre, la vessie ne saurait être intéressée. La ligne de réflexion du péritoine de l'utérus sur la vessie est facile à mettre en évidence sous forme d'une traînée blanchâtre.

Dans quelques cas, il est possible de prendre sur la face postérieure de l'utérus un petit lambeau séreux (la chose est courante dans les fibromes). Il n'en est plus de même dans les annexites, le siège maximum des lésions péritonéales correspondant presque toujours au bas fond de Douglas. Le lambeau de péritoine rétro-vésical est souvent le seul à pouvoir être utilisé. Dans la majorité des cas, il est assez long pour pouvoir rejoindre le péritoine postérieur coupé au ras du col ou même le péritoine de la région pré-sacrée.

La surface à recouvrir après les hystérectomies supravaginales pour annexites revêt dans son ensemble l'aspect d'un croissant. Elle comprend une partie centrale ovalaire correspondant à la section du col et qui se prolonge à droite et à gauche par deux cornes correspondant à la base des ligaments larges.

La péritonisation de cette surface est précédée de l'évidement conique du col et de sa cautérisation.

Quelques points au catgut rapprochent les lèvres du col : ce premier surjet est à la fois occlusif et hémostatique; de plus, il réduit la section cruentée du moignon cervical. Pour recouvrir la totalité de la surface de la plaie en croissant, il suffit de conduire un long surjet (au fil d'Alsace fin, catgut 00 ou soie fine) du pédicule utéro-ovarien gauche au pédicule ovarien droit. Les deux lèvres du péritoine se trouvent ainsi adossées au-dessus des pédicules et du moignon cervical.

c) *Salpingo-ovarite suppurée bilatérale adhérente avec abcès pelviens concomitants.* — Lorsqu'on se trouve en présence de malades ayant subi pendant plusieurs années des poussées successives de pelvi-péritonite, l'acte opératoire atteint son maximum de complexité.

La péritonisation qui en constitue le dernier temps devant recouvrir des surfaces de plus en plus étendues, devient elle-même plus difficile, mais en même temps son rôle devient plus important. Le surcroît de manœuvres qu'elle comporte est compensé et au delà par la sécurité qu'elle donne au point de vue de l'hémostase et de la résistance à l'infection.

Une disposition des lésions que l'on peut prendre comme type de description, en raison de sa fréquence, est celle des poches suppurées, ovariennes, tubaires ou même péritonéales, comblant le bas-fond de Douglas, bloquant le rectum, enfouissant l'utérus au point de le rendre quelquefois difficile à découvrir sous l'amas de fausses membranes et des exsudats péritonéaux. On est alors amené à pratiquer un véritable évidement du petit bassin. La décortication est surtout laborieuse au niveau des organes pelviens : pour isoler la vessie, l'uretère, le rectum surtout, il devient nécessaire, pour ainsi dire, de les sculpter au milieu des tissus enflammés.

L'opération terminée, le pelvis apparaît sous l'aspect d'une vaste excavation dénudée dont la surface irrégulière, tomenteuse, recouverte de débris et d'exsudats, suinte sur toute son étendue. Le rectum se montre aminci, friable, dépouillé de séreuse, l'uretère et les vaisseaux hypogastriques ont pu être mis à nu. A de tels dégâts, notre maître, M. Quénu, oppose, depuis 1896, une technique dont nous avons été à même d'apprécier les bons résultats quand nous étions son interne. Elle repose sur l'adossement de l'anse sigmoïde à la vessie. Quelques *considérations anatomiques* feront mieux comprendre la possibilité et la légitimité de cette suture.

Notions anatomiques. — *La possibilité* de l'union de l'anse sigmoïde et de la vessie résulte nettement des dispositions anatomiques normales. Ainsi que l'a bien montré Jonnesco (1), le colon pelvien siège d'habitude dans la cavité pelvienne, rarement dans la cavité abdominale. Cette dernière disposition est peu favorable à la réfection du plancher pelvien. Le colon pelvien se présente alors sous forme d'une grande anse flottante qui peut occuper dans la cavité abdominale des situations diverses, suivant qu'elle est plus ou moins longue. « Elle peut remonter jusqu'aux confins de la région ombilicale et de l'épigastre ; elle forme alors une énorme anse colique située devant les colons ascendant, transverse et descendant. D'autres fois elle remonte seulement dans la région hypogastrique de derrière l'ombilic ».

On conçoit que dans tous ces cas il puisse être difficile d'amener l'anse sigmoïde au contact de la vessie. Il pourrait en résulter des tiraillements nuisibles au bon fonctionnement du réservoir urinaire. Mais cette *position haute* de l'anse sigmoïde ne se présente pas dans plus de 8 °/₀ des cas, d'après Jonnesco.

Dans l'immense majorité des cas (92 °/₀), l'anse sigmoïde occupe la *position basse* ; elle se porte transversalement, de gauche à droite, derrière l'utérus. Quelquefois recti-

(1) JONNESCO. *Le colon pelvien chez l'embryon et chez le nouveau-né.* Th. Paris, 1892 ; — Le colon pelvien chez l'adulte. *Hernies Retrop.*, 1890, p. 132-144.

ligne, plus souvent flexueuse, elle est reliée à la paroi postérieure par un long méso.

« Quand le colon pelvien se redresse, à la suite de sa propre distension ou, après le développement des autres viscères pelviens, et surplombe l'orifice d'entrée du petit bassin, son mésocolon se déploie et s'étale sur cet orifice qu'il ferme. Alors, la surface pelvienne du mésocolon devient inférieure et forme, entre la cavité pelvienne et la cavité abdominale, un plancher mobile sur lequel reposent les anses grêles » (1).

On voit donc qu'il peut exister à l'état physiologique un véritable effacement sous-séreux du petit bassin. La péritonisation chirurgicale fixe à l'état permanent une disposition anatomique qui peut se rencontrer passagèrement dans l'anatomie du petit bassin. Il importe d'être fixé sur les dimensions habituelles du mésocolon pelvien pour apprécier dans quelle limite il peut être tiré en avant, pour permettre à l'anse sigmoïde d'aller à la rencontre de la face postérieure de la vessie.

La hauteur du mésocolon pelvien est très variable. Au niveau de l'origine du colon ilio-pelvien, c'est-à-dire dans la fosse iliaque gauche devant le muscle psoas, le méso est très court et ne mesure guère plus de deux centimètres (Jonnesco). Au niveau de la portion pelvienne de l'anse sigmoïde, le méso devient plus long et atteint le plus souvent dix à seize centimètres.

De cette disposition du mésentère, se déduit une précaution des plus importantes pour réaliser, sans aucun danger, l'adossement vésico-sigmoïde. Il faut, dans le

(1) Jonnesco in *Tr. Anatomie*, Poirier, tome IV, page 340.

surjet d'union, utiliser la portion pelvienne pourvue du long méso, et non l'origine de l'anse sigmoïde. Si on voulait amener l'angle gauche de l'anse sigmoïde au contact de la vessie, on risquerait d'exercer un tiraillement nuisible et de créer une sténose sur l'origine de l'anse au point où elle se continue avec le colon iliaque.

C'est ainsi que dans l'observation XVII nous relevons : « L'anse sigmoïde est attirée en avant, et le coude qu'elle fait avec le colon iliaque est beaucoup plus brusque que normalement. Tandis que le colon descendant apparaît très distendu, de même que tout le gros intestin, la lumière de l'anse sigmoïde est très aplatie et toute cette portion est absolument vide, il n'y a pas trace de fèces dans son calibre ».

Il y a donc un écueil à éviter qui pourrait rendre meurtrière une excellente méthode. On se gardera donc de conduire le surjet vésico-sigmoïde trop loin vers la partie gauche de la cavité pelvienne.

Voici qu'elle est donc notre technique après évidement complet du petit bassin pour annexite et pelvipéritonite suppurée.

L'utérus vient d'être enlevé par amputation sus-cervicale ; le moignon fixé au fond du petit bassin, après évidement conique et thermo-cautérisation, a eu ses deux lèvres rapprochées par un surjet à la fois occlusif et hémostatique. Les pédicules vasculaires jalonnent une vaste surface cruentée correspondant à la base des ligaments larges et débordant en arrière dans le bas-fond de Douglas et sur le rectum.

Un premier surjet, d'étendue variable avec chaque

malade, rapproche dans la mesure du possible le péritoine antérieur aux débris du péritoine postérieur. Cette suture qui, dans les fibromes simples, suffit pour rétablir la continuité de la séreuse saine, se montre ici très insuffisante, puisqu'elle laisse subsister de vastes espaces dénudés au niveau du cul-de-sac de Douglas du rectum et des vaisseaux hypogastriques (Voy. Fig. 1).

Pour former cette plaie pelvienne, nous utilisons le péritoine qui tapisse la paroi inférieure de la paroi abdominale et se réfléchit sur la face postérieure de la vessie. Il est presque toujours sain, les lésions de pelvi-péritonite génitale étant surtout postérieures.

a) Ce lambeau séreux, tendu au-dessus du petit bassin, est fixé par un surjet au péritoine pelvien postérieur et à celui de l'extrémité supérieure du rectum. Ainsi se trouve établi au-dessus du Douglas un cul-de-sac vésico-rectal peu profond.

b) Si le feuillet antérieur est trop court, nous ne lui faisons parcourir que la moitié du chemin et nous amenons au-devant de lui l'anse sigmoïde.

Le colon pelvien, en effet, à moins d'infiltration pathologique de son méso, est assez mobile pour pouvoir être écarté de la paroi pelvienne postérieure sans aucun tiraillement et sans aucune réduction de son calibre. Souvent il tombe de lui-même dans le petit bassin et provoque l'idée de combler avec lui l'espace dénudé.

Par un surjet vésico-sigmoïde, nous unissons le péritoine vésical au péritoine de la face antérieure du colon pelvien. Du côté de l'intestin, l'aiguille charge séreuse et musculeuse ; du côté de la vessie, elle traverse le péritoine immédiatement en avant du surjet correspondant à la base des ligaments larges.

Il résulte de cette suture un effacement complet du cul-de-sac de Douglas (Voy. Fig. II). Le siège des lésions extirpées se trouve complètement séparé de la grande cavité péritonéale ; il est, pour ainsi dire extériorisé au-dessous d'elle : anse sigmoïde et vessie adossées, forment une cloison complète. Cette adhérence artificielle, créée par le chirurgien, constitue, au même titre qu'une adhérence inflammatoire, un moyen de défense de la grande cavité séreuse contre une infection ascendante partie du petit bassin.

La face supérieure de ce diaphragme est parfaitement lisse ; la malade étant remise dans la position horizontale et le ventre refermé, l'intestin vient poser sur cette cloison. Il l'applique intimement par l'effet de la pression intra-abdominale contre le bas-fond de Douglas, en comblant tous les espaces morts ; mais il ne pourra venir ni adhérer au niveau des surfaces cruentées, ni s'enflammer à leur contact.

Il va sans dire que cet enfouissement sous-séreux de la cavité pelvienne est incompatible avec une opération incomplète, laissant subsister des fragments de trompe ou d'ovaire, des débris caséeux et des clapiers hémorragiques.

A vouloir appliquer la méthode en pareil cas, on risquerait de voir se constituer des collections pelviennes sous-péritonéales.

L'effacement sous-péritonéal du pelvis est, en quelque sorte, une méthode de précision qui assure une grande bénignité aux évidements du pelvis, jadis si graves, et

Péritonisation après l'hystérectomie supra-vaginale, pour double salpingo-ovarite suppurée, adhérente.

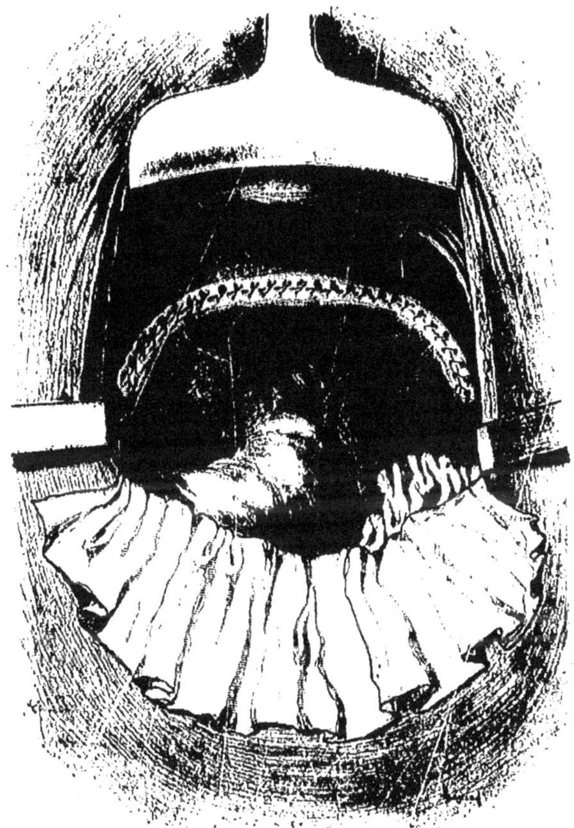

Fig. I. — *1er temps.*

Un premier surjet (d'étendue variable suivant le cas), rapproche dans la mesure du possible le péritoine antérieur aux débris du péritoine postérieur. Cette suture qui dans les fibromes et les salpingites non adhérentes suffit pour rétablir la continuité de la séreuse saine, se montre ici très insuffisante : elle laisse subsister de vastes espaces cruentés à niveau du cul-de-sac de Douglas et du rectum. — Sur ce dessin on a simulé les exsudats pelviens du cul-de-sac de Douglas.

JUDET.

Péritonisation après l'hystérectomie supra-vaginale, pour double salpingo-ovarite suppurée, adhérente.

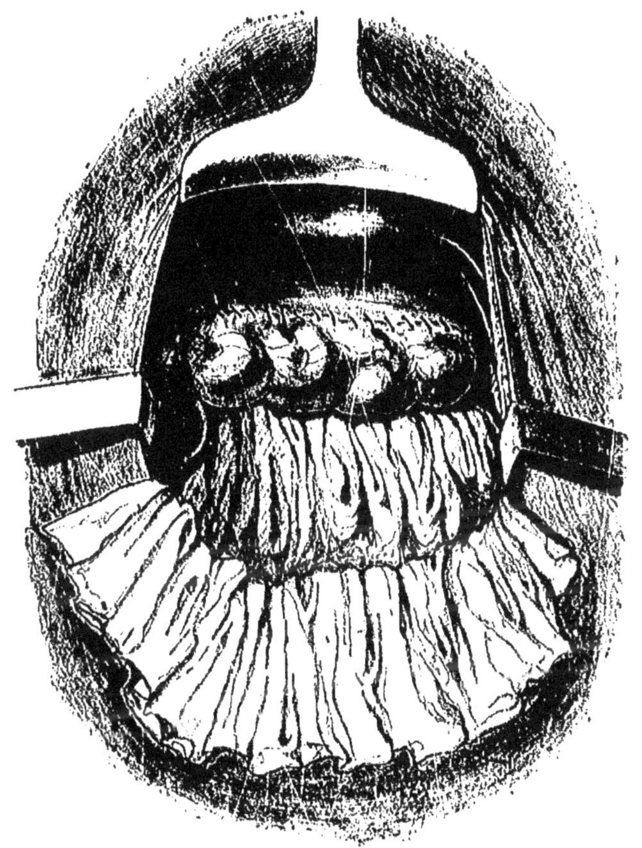

Fig. II. — 2e *temps*.

Effacement sous-séreux du petit bassin par adossement vésico-sigmoïde. — Un deuxième surjet a réuni le péritoine antérieur aux tuniques séreuse et musculaire de l'anse sigmoïde qui se trouve reportée un peu en avant à la place qu'occupait antérieurement l'utérus et les annexes.

Jodet.

procure une guérison rapide. Mais cette manœuvre n'est possible qu'au prix d'une minutie plus grande dans l'extirpation des lésions.

Elle est le complément des opérations *finies*, c'est-à-dire comportant l'ablation intégrale des lésions, l'assèchement aussi parfait que possible de la plaie, la destruction de tous les reliquats pathologiques par le grattage à la curette, et l'attouchement au thermo-cautère.

La malade, loin de perdre, gagnera à cette augmentation de durée de l'acte opératoire : elle guérira plus sûrement et d'une manière plus parfaite.

Réparations de voisinage. — Il y a des cas où la péritonisation peut conduire à d'utiles réparations du côté de l'intestin.

Sneguiroff signale un fait « où la partie supérieure du rectum et la partie adjacente de l'S iliaque étaient tellement déchirées, que la couche séro-musculeuse se trouvait dilacérée sur une longueur de 2 pouces 1/2 et sur une largeur de 2 pouces, de sorte que la muqueuse seule protégeait de la perforation. Il n'y avait pas lieu de penser ici à la suture directe, il n'y avait qu'à réséquer l'intestin, ou à faire un anus artificiel, mais les deux opérations sont peu engageantes. Alors, j'ai avivé, en la curettant, toute la surface postérieure de l'utérus et de ce qui restait des ligaments larges, et j'ai fixé partout l'intestin à la paroi postérieure de l'utérus. Les suites furent brillantes, la perforation n'a pas eu lieu, le rectum a adhéré ».

Dans un cas de large blessure du gros intestin, au niveau du passage de l'S iliaque dans le grand bassin,

Sneguireff a séparé, à droite, le péritoine avec les muscles, d'avec la paroi abdominale, et a fermé la solution de continuité. Dans ce cas encore, il n'y eut pas de perforation et la terminaison fut très satisfaisante.

De même, M. Quénu a pu éviter une perforation du rectum, par adaptation du ligament large gauche contre la face latérale gauche dénudée du rectum (V. obs. XIV).

Dans un autre cas, il a pu fermer une déchirure de l'anse sigmoïde, produite par les manœuvres de décortication.

Cependant, nous devons ajouter que ces réparations seront quelquefois rendues très difficiles et même impossibles, en raison de la friabilité extrême de l'anse sigmoïde. Ainsi, dans l'observation XXIV, au cours de la libération d'une salpingite ouverte dans le rectum, « la paroi très friable de l'anse sigmoïde se perfore. Il est impossible de fermer la perforation : en raison de la friabilité extrême de la paroi intestinale, les sutures tentées coupent à chaque fois, sans autre résultat que d'agrandir la perforation ».

Ces cas sont exceptionnels.

Généralement à la péritonisation, M. Quénu adjoint le drainage abdominal qui constitue comme une soupape de sûreté contre l'infection et l'hémorragie. Quant au drainage vaginal des espaces pelviens sous-séreux, il le croit inutile dans la grande majorité des cas et y a renoncé. Il pense que si le liquide s'accumulait dans ces espaces, il filtrerait facilement à travers la suture péritonéale et serait recueilli par le drain abdominal (1).

(1) Nous n'avons jamais vu dans le service de M. Quénu d'accident pouvant

Nous avons envisagé différents types, mais il va sans dire que la péritonisation ne comporte pas une technique uniforme. L'étendue et le siège des lambeaux utilisés pour tapisser la cavité pelvienne peuvent comporter de multiples variations. Un seul principe doit limiter le chirurgien dans les glissements qu'il fait subir à la séreuse : éviter tout tiraillement des organes rapprochés par la suture. C'est ainsi que par suite d'une brièveté de son méso, il nous est arrivé de ne pas pouvoir amener l'anse sigmoïde dans toute son étendue en contact avec la face postérieure de la vessie. Nous nous contentons dans ce cas de fixer par quelques points l'une de ces extrémités, celle qui est la plus mobile, au péritoine vésical. Il en résulte une réparation incomplète : le Douglas, comblé seulement dans une de ses moitiés, prend la forme d'un entonnoir dans lequel nous faisons plonger un drain.

DE DIVERSES TECHNIQUES DE RÉFECTION DU PLANCHER PELVIEN

Nous donnons dans les pages suivantes les procédés d'autoplastie péritonéale d'un certain nombre de chirurgiens partisans de l'hystérectomie abdominale pour annexites.

Nous avons déjà dit que le procédé initial dû à Baldy comportait un temps de péritonisation pelvienne.

être imputé à la rétention de liquide septique au-dessous du diaphragme vésico-sigmoïde. Nous rapportons plus loin que M. le Professeur Terrier, pour parer à cette éventualité, fait plonger un drain jusque dans le petit bassin par un hiatus laissé à la suture vésico-sigmoïdienne.

Voyons comment ce temps de réfection pelvienne a été envisagé par les chirurgiens qui ont suivi la voie tracée par Baldy et en premier lieu par Delagenière, le propagateur de la méthode en France, et par Bardenhauer qui joua le même rôle en Allemagne.

Delagenière est partisan de l'hystérectomie totale (1).

Dans un premier temps il pratique l'isolement et l'ablation des annexes. Dans un second temps, en vue de la péritonisation ultérieure, il procède au « *tracé de la collerette* ».

« Nous désignons sous le nom de collerette, la portion du péritoine utérin d'où l'utérus sera énucléé et avec lequel la cavité péritonéale sera refermée à la fin de l'opération.

« L'utérus sera saisi avec une pince à griffes et tenu soulevé. On fera partir une incision horizontale tout autour de l'utérus de façon que le tracé de l'incision passe en avant à 1 centimètre ou 1 centimètre 1/2 audessus de la vessie, en arrière plus ou moins bas suivant qu'il y a ou non intérêt à supprimer une partie de cette moitié postérieure de la collerette, comme cela sera le cas, si en décortiquant les annexes, on a plus ou moins dénudé la face postérieure de l'utérus.

« L'incision doit être faite superficielle, mais elle doit cependant atteindre les couches musculaires, sans quoi on s'exposerait à déchirer la collerette pendant sa dissection, ce qui compliquerait inutilement la fermeture ultérieure du péritoine.

Dissection de la collerette. — Cette dissection très

(1) *Archives provinciales de chirurgie*, 1895.

importante doit se faire lentement, aidée de temps à autre par un instrument tranchant.

Les bords de la collerette sont repérés avec les pinces, ce qui facilitera le décollement surtout en avant. Le doigt devra toujours suivre le muscle utérin avec sa face palmaire, l'ongle ne devant intervenir dans le décollement qu'en agissant directement sur le muscle utérin. La vessie et les uretères seront décollés en avant ; sur les côtés, il sera inutile de se préoccuper des ligaments larges qui se trouvent d'eux-mêmes écartés ; mais il sera utile, en se rapprochant du col, d'empiét enurpeu sur le muscle utérin, pour ne pas être gêné par des blessures successives de l'artère utérine et de l'arcade qui relie cette artère à l'artère utéro-ovarienne. Près du vagin, l'artère utérine devra être sectionnée, puis saisie avec une pince. En arrière, il n'y a pas d'organes importants à blesser ; mais en revanche l'adhérence du péritoine à l'utérus est plus intime et la formation de la collerette plus difficile.

Dans certains cas, lorsque la décortication des annexes a été difficile et a nécessité des traumatismes du péritoine qui tapisse la cavité de Douglas, on peut avoir intérêt à supprimer la paroi postérieure de la collerette dans sa totalité ou en partie. L'occlusion du bassin se fera alors surtout aux dépens de la paroi antérieure de la collerette.

Le chirurgien procède ensuite à l'ouverture du vagin et à la ligature des pédicules.

« Lorsque les pédicules sont terminés de chaque côté, la collerette reste seule béante au centre du bassin.

« Dans la très grande majorité des cas, on devra fermer complètement la cavité péritonéale et suturer la paroi antérieure de la collerette à sa paroi postérieure.

Dans certains cas rares, lorsque des parties de poches suppurées n'auront pu être enlevées, lorsque des fistules rectales auront dû être suturées, on devra laisser la collerette béante et pratiquer le drainage vaginal.

Dans ce cas, on invaginera autant que possible la collerette en réunissant ses bords libres aux bords du vagin, et on drainera avec de la gaze iodoformée que l'on disposera en partie dans le bassin, en partie dans la collerette invaginée et en partie dans le vagin.

« Ce drainage vaginal sera toujours exceptionnel, la règle sera de fermer la collerette, ce que l'on réalisera au moyen d'un surjet. Ce surjet partira de chaque côté des pédicules ovariens, fermera d'abord la portion de ligaments larges qui aura pu glisser sous la pince, puis la collerette elle-même.

« Lorsque la collerette est fermée, la cavité abdominale se trouve parfaitement close. Nulle part il n'existe de parties cruentées dépourvues de péritoine, si ce n'est les deux pédicules de l'artère utéro-ovarienne.

Or, ces pédicules n'ont aucune importance, puisqu'ils ne contiennent dans leur épaisseur aucune partie infectée. Néanmoins la décortication de l'utérus, les frôlements du péritoine pelvien pourront être cause d'une exsudation plus ou moins considérable de liquide dans la cavité péritonéale et c'est pour nous prémunir contre les accidents que pourraient occasionner ces liquides que nous pratiquons le drainage abdominal.

Bardenhauer (1) a joué dans la propagation du procédé américain, en Allemagne, le même rôle que Delagenière, en France. Il est, comme le chirurgien du Mans, partisan de l'hystérectomie abdominale totale ; comme ce dernier, avant de faire l'hystérectomie, il dissèque une collerette de péritoine aux dépens de la face postérieure et de la face antérieure de l'utérus.

« Pour clore le petit bassin, il y a deux modes possibles : dans les cas avec adhérences profondément situées, peu marquées, consistant en formation rubanées, il est quelquefois suffisant de réunir la séreuse du revêtement antérieur avec la postérieure, au-dessus de la dépression formée par les moignons vasculaires latéraux. Ce mode de fermeture ne trouve son indication que dans les ablations de l'utérus pour tumeurs et bien rarement dans les lésions annexielles. La perte de substance laissée au milieu par l'ablation de l'utérus sera recouverte par la réunion, avec des points solides, du bord du feuillet péritonéal antérieur de l'utérus avec celui du feuillet du cul-de-sac, au niveau de l'incision postérieure du dôme vaginal. Les points d'entrée et de sortie de l'aiguille passeront dans la surface péritonéale de manière à ce que les deux lames soient réunies par leur surface séreuse et les bords de la plaie péritonéale tournés vers le vagin.

Si l'on veut utiliser le feuillet pariétal postérieur pour border le dôme vaginal, on ne peut y arriver sans rétrécir l'orifice vaginal et causer de légers tiraillements ; mieux vaut utiliser pour cela une portion située plus

(1) In *Bliesner Monatschrift für Geburtshülfe und Gynæcologie*, 1894.

haut, notamment la séreuse pelvienne pariétale, qui, près de son passage dans le méso colon, est si lâche, qu'elle se laisse facilement soulever en un pli et réunir au feuillet antérieur derrière la vessie, sans tiraillement. Il suffit, pour obtenir cette couverture, de deux longs fils, dirigés l'un de gauche à droite, l'autre de droite à gauche ; ils se rencontrent au voisinage de la ligne médiane où l'on fait un nœud.

Comme je viens de le dire, ce procédé est rarement suffisant dans les lésions inflammatoires des annexes et quand il y a une vaste plaie du cul-de-sac de Douglas, alors qu'il suffit le plus souvent pour les tumeurs utérines.

Dans les cas où il y a des plaies péritonéales de l'intestin ou de la paroi pelvienne, il faut les isoler de la grande cavité péritonéale par une cloison *sus-jacente*.

Bardenhauer propose au début de l'opération de ménager la fausse membrane fibreuse qui très souvent recouvre le Douglas, en s'étendant de la séreuse de la paroi pelvienne postérieure à la surface postérieure de l'utérus.

C'est cette lame qu'utilise ultérieurement Bardenhauer pour séparer le cul-de-sac de Douglas de la cavité péritonéale. Il suffit de la réunir par deux ou trois points au catgut au péritoine soulevé de l'articulation sacro-iliaque. En faisant cette suture, à droite et à gauche, on rétrécit considérablement la plaie dans son diamètre transversal. Il subsiste un puits central correspondant au dôme vaginal ; pour le fermer, on réunit la séreuse pelvienne postérieure (surtout lâche au point où elle passe dans le méso-colon iléo-pelvien) au feuillet antérieur du péritoine.

« Finalement, une cloison lisse, formée par les surfaces péritonéales réunies, sépare la grande cavité péritonéale de la plaie pelvienne. Avant que celle-ci soit terminée par un de ces deux procédés, on fait un tamponnement des espaces pelviens sous-séreux, avec de la gaze iodoformée portant des fils qui sont passés dans le vagin, et qui sera retirée tardivement le huitième jour ».

JONNESCO (1) (de Bucarest) pratique après hystérectomie abdominale totale, un procédé de reconstitution du plancher pelvien, très voisin de celui que nous préconisons.

Il pratique toujours le drainage du pelvis par le canal vaginal mais il isole toujours aussi la cavité pelvienne drainée, de la grande cavité abdominale qu'il ferme complètement sans jamais mettre de drain abdominal.

« L'orifice vaginal est diminué par un point de suture au catgut, appliqué à chacune de ses deux commissures. Puis, deux longues mèches de gaze iodoformée sont introduites par le pelvis dans le canal vaginal. Les bouts vaginaux des mèches sont poussés jusqu'au milieu du canal, tandis que les bouts pelviens sont placés de chaque côté de l'ampoule rectale.

« La fermeture et l'isolement du pelvis sont faits avec le colon pelvien et son méso. Celui-ci est attiré au-dessus de l'orifice supérieure du petit bassin, et commençant de droite à gauche, après avoir attiré le colon pelvien hors du pelvis, de façon à ne laisser dans celui-ci que le rectum et la portion prérectale du colon, on suture le bord

(1) JONNESCO. *C. R. Soc. chir. de Bucarest*, mars 1900. Voy. aussi th. DELAGE, p. 55.

libre du colon au péritoine iliaque et vésical en se servant des franges épiploïques.

Cette suture est faite au catgut n° 0, soit à surjet deux fois interrompu, de façon à ne pas trop plisser l'intestin, soit à points deux fois interrompus.

A droite, où le colon pénètre dans le bassin, le fil de suture traverse la paroi musculaire de l'intestin même, pour l'appliquer au péritoine pariétal ; et pour ne pas laisser de surface de communication entre le petit bassin et l'abdomen, au niveau du méso-colon ilio-pelvien, on suture à droite la face supérieure du méso au péritoine iliaque. Ainsi complétée, la suture du colon pelvien et de son méso au péritoine iliaque et vésical, assure le parfait isolement du pelvis, seul drainé par le canal vaginal, de la cavité abdominale qui sera complètement fermée.

Les sérosités suintées par les parois pelviennes, d'où l'on a arraché les annexes adhérentes, s'écouleront facilement par le vagin, sans avoir aucune tendance à souiller la grande cavité péritonéale, ni les anses intestinales, qui reposeront sur le plancher péritonéal ainsi reconstruit. De plus, les anses intestinales ne pénétrant plus dans le petit bassin, seront mises à l'abri des adhérences, qu'elles pourraient contracter avec les surfaces dénudées du petit bassin. La position fixe donnée au colon pelvien n'a aucun inconvénient pour son fonctionnement parfait et la circulation des matières n'est nullement influencée (1), car je pratique cette méthode de péritonisation depuis près de 3 ans, et je n'ai jamais constaté le moindre

(1) Nous avons dit quelle condition est nécessaire pour que cette assertion soit vraie dans tous les cas (voy. page 60).

inconvénient chez mes opérées, revues longtemps après l'opération ».

Hartmann (1) pratique l'hystérectomie abdominale dans le traitement des annexites bilatérales.

Il commence par décortiquer les annexes avant de procéder à l'ablation de l'utérus.

Le *premier temps* de cette ablation consiste dans la dissection d'un lambeau péritonéal antérieur. « On rejoint par une incision superficielle du péritoine passant en avant de l'utérus, au-dessus de la vessie, les extrémités des incisions des ligaments larges, droit et gauche. Avec l'ongle on décolle et on refoule en bas et en avant la vessie. Puis, poussant plus loin le décollement sur les côtés de l'utérus, on relève ainsi une sorte de grand lambeau péritonéal antérieur ».

Après l'hystérectomie, Hartmann *reconstitue le plancher pelvien,* en enfouissant les ligatures artérielles, fermant le vagin et recouvrant de péritoine les surfaces cruentées.

Après avoir abstergé le vagin avec un tampon imprégné de sublimé, on y introduit par son extrémité abdominale une lanière de gaze iodoformée. Puis on le ferme par 5 ou 6 sutures au catgut comprenant toute l'épaisseur des parois.

Ramenant ensuite par dessus ce premier rang de sutures vaginales le lambeau péritonéal antérieur, on suture ce péritoine antérieur au milieu à celui de la face postérieure du vagin et, sur les côtés, au feuillet postérieur des ligaments larges, recouvrant ainsi les ligatures vasculaires et les parties cellulaires mises à nu.

(1) In th. Audiau et th. Delage, *loc. cit.*

Pour peu que les lésions soient septiques et les surfaces de dénudation étendues, Hartmann fait le drainage abdominal avec un gros drain de caoutchouc qui est enlevé du 2e au 4e jour.

Jean-Louis Faure, après avoir pratiqué l'hystérectomie par son procédé de l'hémisection de l'utérus, termine l'opération, comme dans les procédés ordinaires, en suturant le péritoine et en laissant le vagin ouvert pour y faire passer un tube large et une longue mèche iodoformée.

Nous voyons donc que J.-L. Faure n'attache pas une grande importance à la réfection pelvienne.

Procédé américain (1). — Le procédé d'hystérectomie supra-vaginale connu en France sous ce nom, est caractérisé par l'incision continue de gauche à droite ou de droite à gauche.

Il comporte une péritonisation aussi complète que possible.

La surface dénudée a la forme d'un croissant, large au milieu et dont les extrémités se terminent en corne sur les deux parois pelviennes, au niveau des vaisseaux ovariens. A son centre se trouve le moignon cervical. Kelly rapproche les deux lèvres de ce moignon avec 4 ou 6 points au catgut.

Puis il réunit les bords du péritoine vésical au péritoine postérieur par une suture continue au catgut, afin de recouvrir à la fois et le moignon et toute l'étendue dénudée. Cette suture est commencée au niveau des moignons ovariens et traverse le péritoine en des points distants d'un centimètre. Si cette longue suture est serrée

(1) Voy. Segond. In *Rev. de Gyn. et de Chir. abdominale*, août 1897.

avec soin à chaque point passé, elle fixe le péritoine sur le plancher pelvien et tend à arrêter tout suintement léger des bords de la plaie.

Il est essentiel, dit Kelly, de ne réunir le péritoine antérieur au péritoine postérieur qu'après avoir maîtrisé tout suintement sanguin ; sinon il peut se former un hématome qui risquerait de se transformer en abcès et nécessiterait la dilatation du col par le vagin pour assurer son évacuation et son drainage.

S'il y a une large étendue de surface celluleuse dénudée tendant à suinter, il est préférable de fermer le péritoine en laissant un tamponnement pour absorber le sang et le sérum épanchés.

Quand le plancher pelvien est reconstitué après cette extirpation de l'utérus et des annexes, on y voit seulement la vessie et le rectum présentant entre eux, sur une ligne concave, le péritoine exactement réuni.

M. le Dr Doléris, accoucheur de l'hôpital Boucicaut, a eu la grande amabilité de nous exposer sa technique. Il nous a dit obtenir les plus grands avantages de la péritonisation qu'il pratique depuis plusieurs années.

En ce qui concerne les salpingites, Doléris ne fait l'ablation subtotale de l'utérus que lorsque ce dernier est très malade. Dans les autres cas, il se contente de la castration bilatérale et n'a jamais observé d'accidents tenant à la conservation de l'utérus. Lorsqu'il fait l'hystérectomie, Doléris s'attache à réunir par tous les moyens possibles le péritoine antérieur au péritoine postérieur. Pour recouvrir le moignon cervical, il emploie un mode de suture qui mérite d'être signalé : il fait une série de points séparés au catgut, prenant à la fois le péritoine antérieur, les deux tranches du moignon utérin et le péritoine postérieur. Cette suture en masse, non seulement péritonise la surface de section du moignon, mais encore produit une adhérence intime entre le col et la séreuse, de telle sorte qu'il n'y a point à craindre l'hématome sous-péritonéal que redoute Kelly.

M. le Professeur Terrier fait l'hystérectomie abdominale supra-vaginale dans le traitement des annexites bilatérales.

Sa technique a été minutieusement décrite par son élève Delage (1).

Après section des ligaments larges sur les bords de l'utérus, M. Terrier *taille le lambeau péritonéal pré-utérin.*

« Sur la face antérieure de l'utérus, en partant du point où se trouve l'extrémité de la pince restée fixée au flanc gauche de l'utérus, on taille au bistouri, en allant de gauche à droite, un lambeau péritonéal pré-utérin, à convexité supérieure. Une fois le bord de ce lambeau tracé au bistouri, on le décolle du côté du cul-de-sac vésico-utérin, soit avec le doigt, soit avec un instrument mousse, le bec des ciseaux par exemple, et on le refoule en bas. Il n'y a aucun danger d'ouvrir la vessie en taillant ce lambeau qui est pris sur le péritoine de la face antérieure de l'utérus. Cette ligne de réflexion est facile à mettre en évidence et apparaît nettement marquée, demi-lunaire, blanchâtre et fixe quand on attire l'utérus. Le lambeau convexe ainsi obtenu est repéré avec deux pince de Kocher, qu'un aide maintient en haut.

Après amputation intra-cervicale de l'utérus et ablation

(1) Delage, th. Paris, 1901, p. 114.

des annexes de *bas en haut,* on procède à la suture du moignon cervical, après évidement de sa poche centrale.

M. Terrier reconstitue le plancher pelvien suivant le procédé de Quénu et de Amann.

« Il est absolument indispensable, après les ablations de tumeurs annexielles, de recouvrir complètement de péritoine les parties cruentées, de refaire au plancher pelvien une couverture séreuse. C'est dans ce but que l'on a isolé en avant du moignon un lambeau péritonéal destiné à le recouvrir et que dans certains cas on trace même sur la face postérieure de l'utérus un lambeau postérieur. Ce lambeau postérieur est presque inutile, un bon lambeau antérieur suffisant largement, et d'ailleurs, s'il est possible de se le procurer dans les opérations pour fibrome, il est loin d'en être de même dans les hystérectomies pour tumeurs annexielles où le péritoine de la face postérieure a été détruit par des adhérences contractées dans cette région du cul-de-sac postérieur.

« Supposons un cas facile où l'on a enlevé l'utérus et des annexes sans grandes adhérences : rien n'est plus simple que de suturer par un surjet d'abord le ligament large gauche en enfouissant sous la ligne de suture le pédicule ovarien lié et le ligament rond; tout le ligament large se trouve fermé. Plus bas, au niveau du moignon, on rabat par dessus lui et les artères utérines le lambeau antérieur dont le bord est suturé à la collerette que le péritoine postérieur présente contre la lèvre postérieure du moignon. En continuant le surjet, on ferme le ligament large gauche comme le droit et l'on arrête sa suture après avoir enfoui, grâce aux deux derniers points, le pédicule ovarien droit. Si l'on a pris soin d'arrêter son surjet tous les quatre ou cinq points, l'on a une ligne de suture des plus nettes, nullement froncée et un petit bassin complètement et nettement restauré, recouvert partout de péritoine.

« Mais souvent l'on a dû opérer de ces salpingites anciennes, à poches multiples, ayant contracté de ces adhérences nombreuses et denses dont nous avons déjà parlé; après avoir enlevé l'utérus pour se donner du jour, on a dû vider en quelque sorte tout le petit bassin dont la paroi postérieure et les flancs présentent une surface cruentée suintante avec quelques rares lambeaux de péritoine qui même peut ne plus exister du tout.

« Que faire? Les suites opératoires nous montrent que si l'on referme l'abdomen en laissant les choses en cet état, la guérison est moins parfaite. Ces surfaces cruentées appellent l'infection et les anses intestinales y contractent des adhérences qui peuvent être douloureuses et devenir une cause d'occlusion intestinale. Le drainage vaginal ou sous-pubien est insuffisant à conjurer de pareils dangers. Dès 1895 Bardenhauer, frappé de cet état de choses, avait songé à y remédier et, après des hystérectomies abdominales totales, il recommandait de tamponner avec des mèches de gaze ressortant par le vagin, tout le plancher pelvien et de former au-dessus un dôme en utilisant les lambeaux de péritoine restant, en abaissant la séreuse par glissement après l'avoir décollée au besoin sur une certaine étendue au point où elle se réfléchit sur le colon iliaque. Amann (de Munich), au congrès de 1900, est revenu sur cette pratique et en vante les bons résultats. Le professeur Terrier l'emploie toutes les fois qu'il en trouve l'indication, et MM. Quénu et Judet, dans un article de la *Revue de chirurgie* de 1900, ont montré le bénéfice qu'ils en retirent dans leur pratique.

« En général, on a assez de péritoine à la partie antérieure pour pouvoir venir le fixer par quelques points de suture à l'anse sigmoïde qui s'abaisse facilement et que l'on peut attirer en bas sans produire de tiraillements douloureux.

« Dans les cas où cette anse elle-même a subi, de par son voisinage avec les lésions inflammatoires, des altérations de ses tuniques la rendant friable ou difficile à mobiliser, on peut se contenter de suturer au péritoine des franges épiploïques, en les rapprochant le plus possible. Cette suture, faite par les uns au catgut, puis par M. Terrier à la soie fine, donne un excellent résultat, et le plancher pelvien se trouve ainsi recouvert autant que faire se peut. Disons en passant que l'hystérectomie susvaginale se prête beaucoup mieux que la totale à ce mode de restauration, car la surface à recouvrir se trouve bien moins profondément située, et il reste toujours autour du moignon, sur les côtes et surtout en avant, un petit lambeau de péritoine qui, réuni à la seule anse sigmoïde, donne une couverture très suffisante. Il va sans dire que l'on ne peut fixer de règles générales. Dans chaque cas et suivant les délabrements plus ou moins vastes que l'on désirera réparer, l'on utilisera les lambeaux et les organes que l'on pourra, en ayant bien soin de ne jamais fixer ceux pour lesquels cette fixation amènerait des tiraillements douloureux.

« Il faut savoir aussi que, dans certains cas, la seule

fixation de deux ou trois franges épiploïques empêchant un contact direct suffit en permettant la cicatrisation au-dessous d'elles, d'une surface qui ne pourra pas adhérer aux anses intestinales par les petits espaces qui les séparent.

« Nous n'avons pas connaissance de cas où l'abaissement de l'anse sigmoïde ou la suture vésico-sigmoïde aient entraîné de troubles de la défécation ou de la miction.

« Avant d'abaisser le plan incliné, on place un drain dans la cavité pelvienne, au point qui correspond au fond du cul-de-sac de Douglas. Dans les cas où l'on n'aura pour couverture séreuse que l'anse sigmoïde attirée selon le procédé de Amann, il est bon de placer un drain qui vient drainer la région sous-jacente à la couverture séreuse, et un second qui plonge dans l'étage supérieur. L'on ramène alors la malade dans la situation horizontale ; l'S iliaque et les anses grêles viennent reposer sur le fond du pelvis, on les recouvre avec l'épiploon ou ce qui en reste, si l'on en a reséqué, et l'on ferme la paroi ».

Résultats.

Nous les envisageons successivement en eux-mêmes, et par comparaison, avec ceux fournis par les autres méthodes.

Nous avons été à même de nous rendre compte, dans le service de M. Quénu, que la péritonisation procure aux opérés, à la fois un bénéfice immédiat et des avantages à longue échéance.

La constatation est surtout frappante dans le traitement des salpingites et, en particulier, dans celui des pyo-salpinx volumineux et adhérents. Autant que possible, il faut laisser passer la période septique aiguë, calmer les symptômes inflammatoires par les moyens médicaux usuels, de manière à opérer à froid. Depuis 1896, la méthode de péritonisation dans les salpingites, a fourni à notre maître, M. Quénu, des résultats que nous pensons devoir être considérés comme satisfaisants :

Dans notre article de la *Revue de chirurgie*, nous avons indiqué les statistiques de 1896 à 1900.

Dates	Nombre de cas	Guérisons	Morts
1896....	27	25	2
1897....	24	24	0
1898....	26	26	0
1899....	23	22	1
1900....	35	32	3 (dont 1 par embolie)
TOTAL...	135	129	6

Sur 135 laparotomies pour annexites, nous relevons 6 cas suivis de mort.

La malade qui succomba à la suite d'une embolie pulmonaire, fut opérée le 25 janvier 1900, pour une salpingo-ovarite suppurée gauche, avec péri-ovarite. Section d'adhérences épiploïques en nappe, tenant à la paroi abdominale et au gros intestin, conservation de l'utérus et des annexes droites. Les suites opératoires furent parfaites les 4 premiers jours. La température resta constamment au-dessous de 37°4, et le pouls au-dessous de 80, gaz émis au 2e jour. Toux légère à partir du 3e jour.

La malade était repassée en salle et considérée comme guérie, lorsqu'elle mourut subitement le 5e jour.

Des 5 autres décès, 3 sont survenus par extension de

la pelvi-péritonite, dont 2 chez des malades qui, n'arrivant pas à refroidir complètement leurs lésions, ont dû être opérées en période fébrile.

Le 4° insuccès se produisit chez une malade atteinte en même temps de péritonite tuberculeuse; le 5°, enfin, chez une malade cachectique présentant un double pyosalpinx avec abcès iliaque et double gros rein blanc; la mort survint par anurie.

A cette statistique, nous devons ajouter 20 cas de salpingo-ovarite pour 1901, avec 20 succès.

La statistique globale de cinq années, 1896 à 1901, comprend donc 155 cas avec 6 morts, soit un pourcentage de 3,8 décès.

Nous avons relevé les chiffres donnés par quelques chirurgiens qui font l'hystérectomie abdominale dans le traitement des salpingites et s'attachent plus ou moins à reconstituer le plancher pelvien.

	Nombre de cas	Guérisons	Morts	Pourcentage des morts
Delagenière....	22	19	3	13,6 °/o
Bardenhauer...	56	53	3	5,3
Jonnesco.......	77	68	9	13
Richelot.... ...	30	27	3	9,0
Hartmann.....	67	66	1	1,49
Terrier.	74	70	4	5,4
Legueu	70	67	3	4,3 (1)

En additionnant tous ces chiffres, on trouve 396 cas, avec 26 morts, soit 7 °/o de mortalité.

Delage, qui s'est livré à des recherches étendues sur

(1) Nous tenons à remercier notre maître Legueu qui a eu la grande amabilité de nous confier sa statistique intégrale de laparotomies pour annexites. Nous y relevons, en plus des chiffres donnés plus haut, 83 castrations avec seulement 2 morts, soit en tout 153 cas avec 5 morts, soit 3,3 °/o de mortalité.

les résultats de l'hystérectomie abdominale par annexite, sur un total de 868 opérations, trouve seulement une mortalité de 6 %. Legueu, en consultant les opérations de Terrier, Quénu, Bockel, Routier, Hartmann, Mauclaire, présentées au Congrès français de chirurgie de 1879, relève, pour 134 opérations, 8 morts, soit une proportion de 5 %.

Les *résultats éloignés* sont excellents, comme le dit notre maître Legueu (1) « C'est la suppression absolue des douleurs, des troubles fonctionnels, en un mot, c'est la guérison complète ». En ce qui concerne la part qui revient à la péritonisation dans l'excellence de ces résultats, nous ne pouvons avoir une opinion que d'après les malades du service de M. Quénu. Depuis qu'il pratique cette méthode, notre maître voit, moins que par le passé, revenir à lui d'anciennes opérées se plaignant de troubles digestifs et de douleurs abdominales. Il y a là l'indice d'un fonctionnement intestinal plus parfait, en rapport avec l'absence de toute adhérence péritonéale.

Enfin, depuis 5 ans, M. Quénu n'a eu qu'un seul cas d'occlusion intestinale post-opératoire dû à la paralysie de l'intestin, après hystérectomie abdominale pour fibrome. Cette opérée a guéri, du reste, à la suite d'une deuxième intervention.

COMPARAISON DE L'HYSTÉRECTOMIE ABDOMINALE SUIVIE DE PÉRITONISATION AVEC L'HYSTÉRECTOMIE VAGINALE, DANS LE TRAITEMENT DES ANNEXITES.

Notre maître Legueu fait remarquer avec raison que, si l'on veut, à l'heure actuelle, faire une comparaison

(1) LABADIE-LAGRAVE et LEGUEU. *Tr. Gyn.*, 2ᵉ éd., p. 770.

entre les opérations par la voie haute et les opérations par la voie basse, dirigées contre les annexites, ce n'est plus entre l'hystérectomie vaginale et la castration bilatérale qu'il faut l'établir (1), mais bien entre l'hystérectomie vaginale et l'hystérectomie abdominale (totale ou subtotale).

Nous n'avons pas l'intention de reprendre le parallèle complet entre ces 2 opérations, nous voulons seulement indiquer quel nouvel élément la méthode de péritonisation apporte à cette discussion.

Au cours de ces dernières années, l'hystérectomie vaginale pour annexite a vu ses indications se restreindre de plus en plus. De l'avis de tous, elle est actuellement dépossédée des lésions légères et de tous les cas où il persiste un doute sur la bilatérabilité des lésions.

« Dans les lésions très complexes, anciennes, scléreuses, dit Legueu, l'hystérectomie me semble également contre-indiquée. Ici, fatalement, l'opération sera incomplète et malgré qu'elle donne des résultats immédiats merveilleux, il faut plus tard refaire une laparotomie secondaire. Il en est surtout ainsi dans les vieilles lésions où les adhérences sont fermes, scléreuses, indécorticables, inattaquables par la voie vaginale. De ce côté, les poches se déchirent, viennent par lambeau ; par la voie haute, on les enlève intégralement et l'avantage reste à la laparotomie ».

Bon nombre de chirurgiens (Segond, Bouilly), considèrent volontiers comme relevant encore de l'hystérectomie vaginale, les annexites bilatérales suppurées, s'accompagnant d'abcès pelviens plus ou moins nombreux.

(1) V. la Th. Baudron un exposé de cette question, auquel il est difficile d'ajouter.

On argue en faveur de l'hystérectomie vaginale en pareil cas, la plus grande simplicité des suites. On fait remarquer avec juste raison que la septicémie péritonéale est rare, après ces hystérectomies vaginales pour lésions complexes. Dans les pelvi-péritonites, en effet, le petit bassin est complètement isolé de la cavité péritonéale par des adhérences formant un véritable diaphragme protecteur. L'opération vaginale respecte cette barrière et la septicémie péritonéale post-opératoire serait, dit-on, beaucoup moins à craindre que par l'opération abdominale qui effondre cette voûte protectrice.

En réalité, l'hystérectomie abdominale, telle que la pratiquent aujourd'hui Terrier, Quénu, Hartmann, etc., peut soutenir, sur ce point, la comparaison avec l'hystérectomie vaginale et, pas plus que cette dernière, elle n'expose le péritoine à l'inoculation septique. Il suffit pour préserver la séreuse au cours de l'opération, de recouvrir soigneusement l'intestin avec plusieurs rangées de compresses absorbantes. On les renouvellera avec précaution chaque fois qu'elles seront souillées par un contact septique.

Puis, l'opération finie, l'évidement du petit bassin complet, la péritonisation intervient pour empêcher l'inoculation du péritoine *après* la fermeture du ventre.

L'adossement vésico-sigmoïde constitue, nous l'avons vu, un véritable cloisonnement défensif de la cavité péritonéale. Elle rétablit ce diaphragme pelvien que Pean se louait de respecter dans l'hystérectomie vaginale pour pelvi-péritonite génitale, mais avec combien plus de régularité ! A une surface tomenteuse, enflammée, agglutinant les anses intestinales, elle substitue une cloison lisse de péritoine sain sur laquelle l'intestin viendra reposer sans crainte de s'inoculer, ni de contracter des adhérences.

Si nous joignons à cela que, de l'avis unanime, la laparotomie présente l'inappréciable avantage de permettre d'opérer au jour, sous le contrôle de l'œil, et de faire des interventions complètes, on s'expliquera facilement le courant qui, dans ces dernières années, a porté la majorité des chirurgiens de l'hystérectomie vaginale vers l'hystérectomie abdominale.

On comprendra que M. le professeur Terrier et notre maître Quénu restreignent les indications de l'hystérectomie vaginale dans les annexites aux seuls cas de pelvi-péritonite avec abcès multiples et marche fébrile non influencée par les moyens médicaux ordinaires et par la colpotomie. En pareil cas, l'hystérectomie vaginale constitue un moyen efficace de drainer le petit bassin. Il faut faire sauter la bonde utérine, selon le mot de Pean. C'est en quelque sorte une opération d'urgence que l'on pratique sans préjudice d'une laparotomie ultérieure qui sera souvent utile pour amener la guérison complète.

A côté de ces cas où l'hystérectomie vaginale est pour ainsi dire de rigueur, il semble qu'il y ait un terrain neutre que les deux méthodes abdominale et vaginale peuvent se disputer avec des arguments de force égale et avec d'égales chances de succès. Nous voulons parler de ces formes de lésions suppurées *bilatérales*, *énucléables* et *bas-situées*.

L'hystérectomie vaginale en pareil cas est une opération excellente, en ce sens qu'elle peut être complète, toute comme la laparotomie ; elle a de plus cette supériorité de ne pas faire de cicatrice et de ne pas exposer à l'éventration. (En revanche, elle peut être suivie, comme dans le cas rapporté par Celos, à la Société anatomique, d'une chute des organes du petit bassin, par effondrement de la voûte vaginale).

De même, l'hystérectomie abdominale avec péritonisation, appliquée au même cas, est une excellente opération : « Elle a sur l'hystérectomie vaginale l'avantage de permettre de réunir les surfaces cruentées, de reconstituer le plancher pelvien, d'adosser partout la séreuse à elle-même, d'éviter les adhérences ultérieures et les inconvénients qui en résultent » (1).

Ce court parallèle fera comprendre qu'une conclusion absolue n'est pas de mise : chaque chirurgien, suivant son expérience personnelle, suivant l'éducation chirurgicale qu'il aura reçue (2), pourra faire l'une ou l'autre opération, avec la pleine conscience qu'il assure à sa malade le maximum de chance de guérison.

Toutefois, il est impossible de contester que l'hystérectomie abdominale ne gagne du terrain de jour en

(1) Labadie-Lagrave et Legueu, *Tr. de Gyn.*, 2ᵉ éd., p. 770.

(2) Il nous semble à cet égard que l'hystérectomie vaginale jouit d'une infériorité manifeste. C'est une opération qui ne peut être enseignée que difficilement, en raison de ce fait que le chirurgien travaille dans un espace étroit, avec un éclairage insuffisant. Le temps principal de l'opération, la décortication des annexes, se fait hors de tout contrôle possible de la vue, uniquement par le doigt. Aussi, chaque chirurgien doit-il se faire personnellement son éducation au prix de tentatives qui ne sont pas toujours sans danger pour les malades.

L'hystérectomie abdominale, au contraire, est une opération qui se « démontre ». L'aide participe à tous les temps de l'intervention, si bien qu'après avoir assisté son maître un certain nombre de fois, il possède complètement la technique de l'intervention et peut espérer, pour ces interventions personnelles, sinon égaler son maître, du moins l'imiter avec de sérieuses chances de succès.

jour. A cet égard, il est intéressant de noter les diverses étapes de ce mouvement dans le *Traité de Gynécologie*, aujourd'hui classique, de L. Lagrave et Legueu.

En 1897, dans la première édition, notre maître accorde une place très importante et presque prépondérante à l'hystérectomie vaginale dans le traitement des suppurations pelviennes. Trois ans plus tard, dans la seconde édition de son *Traité*, il lui abandonne seulement « les lésions suppurées bilatérales, énucléables et bas situées ». Il a bien voulu nous confier récemment qu'il a été conduit à délaisser complètement la voie basse. Sauf dans les cas de pelvi-péritonite à chaud, où il est urgent de faire sauter la bonde utérine, il pratique l'hystérectomie abdominale subtotale, pour toutes les lésions bitalérales et obtient les résultats que nous avons rapportés (V. p. 75).

Nous avons tenu à signaler l'évolution des idées de notre maître, car elle traduit bien l'orientation actuelle du traitement chirurgical des lésions annexielles.

OBSERVATIONS

Nous rapportons dans les pages suivantes une série d'observations de salpingites ayant donné lieu à un degré plus ou moins marqué à l'application de la méthode de péritonisation.

Les 13 premières ont été prises par nous, dans le service de M. Quénu, alors que nous étions son interne. Elles ont déjà été publiées dans la *Revue de Chirurgie*, à la suite de notre article. Nous les avons groupées par ordre de complexité croissante au point de vue de la péritonisation, et cet arrangement reproduit à peu près l'échelle de gravité ascendante des lésions.

Les 20 observations suivantes inédites ont trait également à des malades opérés par M. Quénu, pendant l'année 1901. Elles ont été prises par nos collègues et amis Bisch, Léo, Roche et Andrieux.

Enfin, nous donnons en dernier lieu les observations de 6 malades atteintes de salpingites, et que nous avons opérées personnellement, en 1901, à l'hôpital Boucicaut, dans le service de M. le Dr Gérard Marchant. Nous tenons à remercier notre maître de la grande initiative qu'il a bien voulu nous laisser pendant que nous avions l'honneur d'être son interne.

Observation I. — *Appendicite à froid. — Péritonisation d'un ancien foyer iliaque. — Guérison* (Voy. p. 33).

Observation II. — *Appendicite à chaud. — Péritonisation de la face antérieure du cœcum. — Guérison* (Voy. p. 34).

Observation III. — *Enorme kyste de l'ovaire avec adhérences pariétales. — Péritonisation abdominale. — Guérison* (Voy. p. 36).

Observation IV. — *Kystes végétants des 2 ovaires. — Evidement du petit bassin suivi d'effacement sous-séreux. — Guérison* (V. p. 38).

Observation V (in *Rev. chir.*, fév. 1901). — *Salpingo-ovarite suppurée gauche. — Résection par la laparotomie. — Guérison.*

Rose Lem..., 23 ans. Réglée depuis 14 ans, régulièrement. Pas de grossesse.

Entre au pavillon Pasteur le 1er octobre 1900 pour des douleurs abdominales très vives. Depuis juillet dernier, la malade a souffert continuellement du ventre. Les crises s'exacerbent au moment des règles et forcent la malade à garder le lit.

A la palpation, on éveille une sensibilité vive dans la fosse iliaque gauche.

Par le toucher, on perçoit : Utérus en antéflexion, peu mobile ; dans le cul-de-sac latéral gauche : masse irrégulière douloureuse, grosse comme une mandarine, donnant l'idée d'un grosse ovaire.

Diagnostic. — Salpingo-ovarite gauche. La malade est laissée au repos pendant un mois et demi, mais les lésions ne rétrocèdent pas.

Laparotomie le 14 novembre. — Ablation sans rupture des annexes gauches (grosse trompe et ovaires suppurés), utérus et annexes droites conservés. Fermeture de la plaie péritonéale par un surjet au fil d'Alsace fin, s'étendant du détroit supérieur à la corne utérine. Pas de drainage.

Suites opératoires. — Absence de toute réaction. Temp. : se maintient constamment au niveau de 37°,5. Pouls à 80.

Guérison sans incident.

Nous avons revu la malade le 6 janvier ; elle est en parfaite santé et n'éprouve pas la moindre douleur abdominale.

Observation VI (in *Rev. chir.*, fév. 1901). — *Salpingite sèche. — Castration à gauche. — Enfouissement du pédicule. — Raccourcissement intra-abdominal des ligaments ronds. — Guérison.*

Leb..., Solange, 29 ans, femme de chambre. Réglée à 14 ans, régulièrement, mariée à 25 ans. Pas de grossesse. Souffre depuis son mariage, surtout au moment des règles. Elle entre au pavillon Pasteur (salle Lorrain), le 24 mai 1900.

Examen. — Utérus en rétro-flexion fixé. Annexite bilatérale, surtout prononcée à droite.

Laparotomie le 11 juin 1900. — A gauche, lésion de salpingite sèche, fausses membranes péritonéales entourant les annexes. Castration unilatérale. Ignipuncture à droite. Enfouissement du pédicule gauche par un surjet adossant les deux feuillets du ligament large. Raccourcissement intra-péritonéal des ligaments ronds.

Pas de drainage.

Guérison sans le moindre incident et sans l'ombre de réaction péritonéale.

Sorti le 5 juillet en parfait état.

Observation VII (in *Rev. chir.*, fév. 1901). — *Salpingite suppurée bilatérale. — Castration. — Utérus conservé. — Enfouissement des pédicules. — Guérison.*

Cass..., Marguerite, 25 ans, couturière. Entre au pavillon Pasteur (salle Bichat) le 28 mai 1900, pour douleurs abdominales.

Début il y a 5 ans, à la suite de couches. Douleurs vives dans le ventre, surtout du côté droit. Deux mois après le début, curettage. Douleurs cessent, persistant seulement au moment des règles.

En février 1900, les douleurs reviennent continuelles avec élancement et irradiations dans la cuisse droite. Douleur encore maxima du côté droit, spontanément et à la pression. Règles seulement un peu plus abondantes, avançant de quelques jours.

Examen. — Cul-de-sac postérieur douloureux, cul-de-sal latéral droit tuméfié et douloureux, cul-de-sac latéral gauche, empâtement donnant l'idée d'un gros ovaire suppuré avec lésions de périovarite.

Laparotomie. — A gauche ; ovaire et trompe suppurée, ablation.

A droite ; ovaire scléro-kystique, avec kystes séreux, adhérences au grand épiploon, ablation.

L'utérus est conservé.

La péritonisation se fait ici suivant un type très simple, enfouissement sous-séreux des deux pédicules. Pas de drainage.

Suites opératoires très favorables. Pas l'ombre de réaction péritonéale (la malade a cependant 38°2 à minuit le 1er jour). Fils enlevés le 11ᵉ jour. Cicatrice parfaite. Le lendemain (12ᵉ jour), douleurs sur le trajet de la veine fémorale et au sinus du mollet.

Phlébite (fièvre pendant 15 jours). La malade, en raison de cette complication dont la cause nous échappe, se lève seulement au bout de 40 jours.

Elle sort guérie le 29 juillet 1900, 62 jours après l'opération.

Observation VIII (in *Rev. chir.*, fév. 1901). — *Castration bilatérale pour annexites. — Utérus conservé. — Guérison.*

Mme Lega..., 31 ans, journalière.

A été soignée une première fois au pavillon Pasteur en septembre 1899 (salle Richet) pour une crise aiguë de pelvi-péritonite. Elle est sortie très améliorée par un traitement médical. Elle revient nous voir en mai (1900) pour des douleurs vives.

Opération. — Nous diagnostiquons une salpingo-ovarite bilatérale pour laquelle nous pratiquons la laparotomie le 14 juin 1900.

Les annexes sont très augmentées de volume mais peu adhérentes.

Nous pratiquons l'ablation des deux côtés. L'utérus qui n'a jamais donné lieu ni à des métrorragies, ni à des pertes blanches, est conservé.

Temps de réparation. — Le cul-de-sac de Douglas étant lisse et sain, nous nous bornons à enfouir chacun des pédicules par un surjet qui réunit l'origine du ligament rond éversé en arrière au feuillet postérieur du ligament large.

Suites opératoires. — Absence complète de réaction, la température ne monte pas au-dessus de 37°,4 et le pouls au-dessus de 80.

Sort guérie le 12 juillet 1900.

Observation IX (in *Rev. chir.*, fév. 1901). — *Hystérectomie supravaginale pour salpingite double suppurée et métrite. — Péritonisation sans effacement du Douglas. — Guérison.*

Mac..., Clara, 24 ans, employée de commerce. Réglée très irrégulièrement depuis l'âge de 15 ans. Pertes blanches abondantes.

Un premier accouchement à 23 ans, normal, un deuxième à l'âge de 24 ans (en mai 1900) ; 3 semaines après elle commence à souffrir dans le bas-ventre et dans les reins, fièvre. Repos forcé.

Elle est apportée d'urgence à l'hôpital Cochin, où elle entre au pavillon Pasteur le 25 juin 1900.

Nous diagnostiquons un pyo-salpinx bilatéral et soumettons la malade à un traitement médical rigoureux. Au bout de trois semaines, les phénomènes aigus sont tombés.

Les lésions persistent, quoique diminuées. Métrite intense.

Au toucher. Utérus augmenté de volume. Cul-de-sac latéral gauche déprimé par une saillie allongée donnant l'idée d'une grosse trompe.

A droite. Empâtement diffus du ligament large, annexes perceptibles.

LAPAROTOMIE le 19 juillet 1900.

A gauche. Résection d'une salpingo-ovarite suppurée.

La poche ovarienne se rompt au moment de la décortication.

Assèchement avec des compresses et toilette du petit bassin

A droite. Grosse trompe suppurée, résection. L'ovaire sain est laissé en place après ignipuncture.

L'utérus, très altéré, est amputé au-dessus du col.

Le cul-de-sac de Douglas et le rectum sont sains, non dénudés.

Péritonisation. — Un surjet transversal réunit le péritoine antérieur au péritoine postérieur en enfouissant les pédicules.

Pas d'effacement du Douglas.

Drainage.

Suites opératoires. — Réaction péritonéale pendant les trois premiers jours.

Température oscille de 37°9 à 38°4.

Le pouls de 110 à 120.

Le facies reste bon, pas de vomissements, gaz émis dès le troisième jour.

A partir de ce moment, température et pouls deviennent normaux. On enlève le drain au cinquième jour. Les fils au dixième. La malade sort le 14 août entièrement guérie.

OBSERVATION X (in *Rev. Chir.*, fév. 1901). — *Pyo-salpinx bilatéral. Hystérectomie supra-vaginale. — Guérison. — Pas d'effacement du Douglas*

Ner..., Rosalie, 36 ans, journalière.

Réglée à 11 ans, régulièrement et abondamment, deux couches, l'une en 1883, l'autre en 1884. Une fausse couche en 1886.

La malade souffre depuis cette époque, la menstruation devient irrégulière et douloureuse.

A partir de 1878, les crises douloureuses s'accompagnent de fièvre et de vomissements.

A ces douleurs abdominales viennent se joindre, à partir de janvier 1899, des symptômes gastriques (douleur en broche, vomissements) qui font croire à un ulcère de l'estomac.

Les douleurs abdominales redoublent en février, mars et avril 1900.

La malade est obligée de garder constamment le lit qu'elle ne quitte que pour venir me consulter.

Entrée au pavillon Pasteur, le 31 mai 1900.

Douleur exquise à la palpation dans les fosses iliaques. Deux masses arrondies rénitentes de chaque côté de l'utérus, perceptibles dans les culs-de-sacs latéraux. — Salpingo-ovarite suppurée bilatérale.

Le cul-de-sac postérieur paraît libre.

Fièvre 38°,5 le soir. Nous observons la malade pendant plus d'un mois et l'opérons à froid le 12 juillet.

Laparotomie, le 12 juillet 1900.

Le cul-de-sac de Douglas est libre.

Les annexes sont restées en position normale; deux poches suppurées, une de chaque côté de l'utérus.

Celle de droite, plus volumineuse (mandarine), est développée entre la trompe et l'ovaire; elle s'ouvre et doit être extirpée par morcellement.

Ablation des annexes gauches.

A droite, gros ovaire suppuré. Résection.

L'utérus est dénudé et suinte surtout au niveau de son fond : Hystérectomie supra vaginale.

Péritonisation. — Adossement des deux lèvres de la plaie péritonéale suivant la base des ligaments larges par un long surjet au catgut.

Même travail de réparation qu'à la suite des hystérectomies sublobale pour fibrome.

Le Douglas étant sain, il est inutile de pratiquer son effacement sous-séreux; on se contente d'y placer un drain.

Suites opératoires. — Très favorables.

Accélération du pouls qui, pendant les trois premiers jours, reste à 120.

La température reste constamment au-dessous de 38°. Gaz au bout de quarante-huit heures.

Purgation le lendemain.

Drain enlevé le quatrième jour.

Guérison sans aucun incident.

Observation XI (in *Rev. chir.*, févr. 1901). — *Fibrome adhérent au rectum avec salpingites scléreuses anciennes. — Hystérectomie supra-vaginale. — Effacement incomplet du Douglas. — Guérison.*

Mme P..., 45 ans (Soignée rue Bizet).

Ménorragies depuis plusieurs années avec crises de vives douleurs abdominales s'irradiant dans les cuisses et le petit bassin. La dernière, survenue en novembre, est accompagnée de fièvre et de phénomènes gastriques (vomissements).

Examen. — On trouve un gros utérus remontant à cinq travers de doigt au-dessous de l'ombilic ; il est très peu mobile ; un prolongement fait saillie dans le cul-de-sac postérieur.

Nous diagnostiquons un fibrome enclavé avec coexistence probable de salpingite.

Laparotomie pratiquée le 12 novembre, huit jours après la cessation des accidents fébriles.

On se trouve en présence d'un fibrome peu volumineux, dont la face antérieure adhère en nappe au grand épiploon et dont la face postérieure, très saillante, a soulevé le feuillet postérieur du ligament large et est venue adhérer au rectum.

Coexistence de salpingite bilatérale.

Hystérectomie supra-vaginale suivant le mode habituel. Toutefois, il est impossible de disséquer un lambeau du péritoine postérieur.

Péritonisation. — A droite, on l'exécute en réunissant les feuillets antérieur et postérieur de la base du ligament large.

A gauche, en réunissant le péritoine antérieur au péritoine du colon ilio-pelvien.

Il subsiste donc à droite un reliquat du Douglas, véritable puits dans lequel on dispose un drain.

Suites opératoires. — Guérison sans le moindre incident.

Observation XII (in *Rev. chir.*, fév. 1901). — *Pyo-salpinx volumineux. — Hystérectomie supra-vaginale. — Effacement du Douglas à l'aide du colon-pelvien. — Guérison.*

Mme Vendom..., Henriette, 31 ans, femme de ménage, opérée une première fois dans le Service pour une appendicite à chaud (en 1895) et une seconde fois, un an après, pour une éventration au niveau de sa cicatrice.

Réglée à 11 ans, irrégulièrement ; souffre du ventre depuis fin de 1898. Les douleurs reviennent par crises, s'accompagnent de fièvre et de vomissements et forcent la malade à garder le lit quatre à cinq jours par mois, au moment des règles.

Elle nous est amenée d'urgence, le 25 mars 1900, en pleine période des phénomènes aigus. Nous diagnostiquons une pelvipéritonite et, selon notre pratique habituelle, nous soumettons la malade à un traitement médical (repos absolu, glace sur le ventre, injections vaginales très chaudes, diète lactée).

Nous prolongeons ce régime pendant tout le mois d'avril.

Les symptômes généraux inflammatoires tombent vite, les lésions locales restent très marquées.

Au toucher, nous percevons dans le cul-de-sac postérieur une masse du volume d'une grosse mandarine.

L'utérus, augmenté de volume, est refoulé en avant et immobilisé.

Nous concluons à une grosse poche suppurée pelvienne et décidons d'intervenir.

Laparotomie le 3 mai. — La moitié droite du cavum rétro-utérin est comblée par une grosse masse d'aspect charnu, adhérente à l'anse sigmoïde.

Cette tumeur est constituée par les annexes droites prolabées.

La ponction au trocart donne issue à quelques gouttes de pus très épais qui s'écoule mal. Aussi fait-on la dissection de la poche non vidée. Ligature sur l'origine de la trompe droite et section au thermocautère.

Hystérectomie supra-vaginale par le procédé habituel.

Résection conique du col et surjet hémostatique.

Temps de réparation. — 1er surjet au catgut suivant la ligne des pédicules, en utilisant les débris des deux feuillets du ligament large.

2e surjet (au fil d'Alsace très fin) unissant le péritoine antérieur, immédiatement en avant de la suture précédente, au péritoine de l'anse sigmoïde.

Effacement complet du Douglas.

Suites opératoires. — Le soir de l'opération, à quatre heures après midi : T. 37°, pouls, 85 ; mais à minuit, T. 39°,5, pouls 130. Pendant trois jours, la température oscille entre 38°,6 et 39°2, le pouls est à 140.

Un certain degré d'irritation péritonéale est manifeste (sérum caféïne).

Au bout de trois jours, amélioration manifeste (6 mai) ; T. tombe à 38°, pouls à 100 ; la malade rend des gaz. La péritonite est conjurée.

La guérison se poursuit sans autres incidents.

Fils retirés le 13 mai ; cicatrice linéaire.

Sortie le 26 juin.

Retour complet des forces.

Observation XIII (in *Rev. chir.*, fév. 1901). — *Hémato-salpinx gauche et hématocèle rétro-utérine. — Laparotomie. — Evacuation des caillots. — Hystérectomie supra-vaginale. — Effacement du Douglas. — Guérison.*

Mme Bra..., Louise, 30 ans, entre au pavillon Pasteur, le 29 mars, pour douleurs abdominales vives.

Réglée à partir de 17 ans, régulièrement ; quatre grossesses suivies de couches normales.

Les dernières règles ont eu lieu le 24 février ; depuis cette époque, la malade souffre continuellement. Le 26 mars, elle est prise de douleurs abdominales intenses s'irradiant dans le petit bassin et s'accompagnant de métrorragies assez abondantes avec fièvre peu élevée ; T. 38°, le soir.

Nous la touchons, à son entrée à l'hôpital, le 29 mars, et trouvons l'utérus refoulé en avant et immobilisé par une tuméfaction qui remplit le cul-de-sac postérieur et se prolonge dans le cul-de-sac latéral gauche.

Nous faisons le diagnostic de salpingite bilatérale avec poussée de pelvi-péritonite et mettons la malade au repos. Le mois d'avril se passe sans incident. Les phénomènes aigus tombent, mais les lésions ne rétrocèdent pas.

Laparotomie le 7 mai 1900. — Après ouverture du péritoine, on constate une grosse masse remplissant le cul-de-sac de Douglas et formant une saillie bilobée. L'utérus est refoulé en avant.

1° Ponction permet de retirer du sang en petite quantité. Par l'orifice de sortie du trocart, on voit sourdre des caillots. Rupture au doigt de la poche et évacuation d'un verre de sang coagulé.

Cette poche n'étant pas disséquable dans toute son étendue, nous nous contentons de reséquer la fausse membrane qui en fournit pour ainsi dire le couvercle.

2° Nous pratiquons l'ablation des annexes gauches; trompe rompue formant une tumeur piriforme remplie de sang; ovaire hématique, gros comme une mandarine.

3° Les annexes droites sont extirpées, en raison des lésions de la trompe.

4° Nous pratiquons enfin l'hystérectomie supra-vaginale.

Temps de réparation et de péritonisation. — (*a* Un premier surjet réunit le péritoine antérieur aux débris de la poche hématocélique et à la séreuse de la paroi postérieure du petit bassin.

Cette suture a pour résultat de combler et d'isoler de la grande cavité péritonéale le bas-fond dénudé du Douglas.

b) Il subsiste encore une espèce de puits peu profond, reliquat de la poche gauche du Douglas. Nous complétons la péritonisation en réunissant par un court surjet le péritoine rétro-vésical à la partie centrale de l'anse sigmoïde.

Résultats. — Le bas-fond du Douglas, les débris de la poche hématocélique, le moignon utérin, les pédicules, sont situés au-dessous de la grande cavité péritonéale. Les anses intestinales inférieures reposent sur une cloison plane, parfaitement lisse.

Drainage. Fermeture du ventre en trois plans.

Suites opératoires. — Un litre de sérum aussitôt après l'opération.

Le soir : T. 37°,5, pouls 95 ; le lendemain matin : T. 37°, pouls 84; 1 litre 2 d'urines peu foncées; bon facies.

Les jours suivants, la température oscille autour de 37° et le pouls se maintient vers 70 à 80 pulsations; gaz émis au bout de quarante heures.

Drain enlevé le deuxième jour. Fils retirés le 17 mai ; cicatrice en très bon état. En résumé, absence totale de réaction.

La guérison se poursuit sans le moindre incident.

La malade sort en parfait état de santé le 2 juin.

Observation XIV. — *Volumineux pyosalpinx gauche. — Perforation rectale. — Effacement incomplet du Douglas. — Adaptation du ligament large gauche contre la face latérale gauche du rectum. — Guérison.*

Mme Lejeu..., Marie, 21 ans, couturière, souffre du ventre depuis deux ans, probablement à la suite d'une vaginite blennorragique.

Plusieurs crises de pelvi-péritonite avec fièvre, douleurs vives, ballonnement du ventre, constipation.

Entre au Pavillon Pasteur (salle Richet), le 30 avril 1900.

Au toucher, nous trouvons l'utérus refoulé en avant par une masse du volume d'une orange, qui bombe dans le cul-de-sac postérieur.

Elle ne paraît pas fluctuante, aussi délaissons-nous la colpotomie pour recourir d'emblée à l'intervention radicale.

Laparotomie le 24 mai 1900. — La tumeur est constituée par les annexes gauches prolabées dans le Douglas, et qui adhèrent fortement par toute la périphérie. — La poche ponctionnée se vide très mal ; sans plus insister, nous procédons à la décortication.

L'adhérence est surtout intime au niveau de la paroi latérale gauche du rectum ; celui-ci est dénudé sur une surface ayant les dimensions d'une pièce de 5 francs ; une sonde cannelée explorant cette région, découvre un trajet qui conduit dans le rectum. Pédiculisation laborieuse de la poche.

Ligature à gros catgut sur l'origine de la trompe gauche.

L'utérus est conservé, ainsi que les annexes droites.

Temps de péritonisation. — 1° Fermeture de la surface dénudée du rectum par un surjet au catgut plissant la paroi intestinale en bourse. Cette suture utilise en bas le feuillet postérieur du ligament large, qu'elle applique sur le rectum, au niveau de la perforation.

2° Grand surjet au fil d'Alsace fin, fixant le feuillet antérieur du ligament large gauche au péritoine pelvien postérieur et prérectal.

Effacement presque complet du Douglas, dont persiste seulement un entonnoir peu profond, représentant la moitié droite du cul-de-sac.

On y dispose un drain.

Suites opératoires. — Le lendemain de l'opération, Temp., 37°9, pouls : 95. La température tombé à la normale le surlendemain. Gaz au bout de trente-six heures. Drain enlevé au bout de deux jours ; fils au bout de dix jours. La malade sort guérie, quatre semaines après l'opération.

Observation XV (in *Rev. chir.*, fév. 1901). — *Double pyosalpinx. — Hystérectomie supra-vaginale. — Effacement complet du Douglas. — Guérison.*

Dub.... Germaine, 20 ans, blanchisseuse. Réglée régulièrement depuis l'âge de quatorze ans.

Une grossesse normale à 18 ans.

Contracte la syphilis.

Redevient enceinte en septembre 1899, mais fait une fausse couche de 5 mois (fœtus mort et macéré).

Depuis, elle a toujours souffert dans le ventre.

En janvier 1900, elle a eu une crise très violente avec fièvre, douleurs irradiées dans les lombes, le petit bassin et les cuisses.

Entre au Pavillon Pasteur (salle Lorrain), le 20 février 1900.

Au palper nous trouvons une sensibilité très vive dans les deux fosses iliaques.

Au toucher, utérus peu mobile.

Dans le cul-de-sac latéral gauche, une tuméfaction du volume d'une mandarine.

Dans le cul-de-sac postérieur, grosse masse immobile, empâtement diffus.

Diagnostic. — Salpingite bilatérale suppurée avec prolapsus probable des annexes droites, dans le Douglas.

La malade fait une nouvelle poussée aiguë fébrile, de péri-annexite, dans le service, du 6 au 15 mars.

Nous laissons l'orage se calmer et nous pratiquons la laparotomie le 2 avril.

Opération. — Grosse poche suppurée dans le Douglas (ovaire et trompe droits). Par ponction, on retire environ un verre à bordeaux de pus.

Décortication de la poche qui adhère intimement au rectum.

A gauche : ovaire suppuré, relié à l'anse sigmoïde par quelques brides inflammatoires.

Ablation, sans rupture, des annexes de ce côté. Nous terminons par l'hystérectomie supra-vaginale.

Temps de réparation. — *a*). Un premier surjet réunit les 2 feuillets du ligament large en enfouissant les pédicules et le moignon cervical.

b) Comme le cavum rétro-utérin est couvert d'aspérités et suintant, comme le rectum est dénudé et friable, on procède à l'effacement du Douglas et à l'enfouissement sous-séreux des foyers en unissant le péritoine antérieur au péritoine de l'anse sigmoïde. Drainage.

Suites opératoires. — Le soir de l'opération, à quatre heures, Temp. : 37°, pouls : 90 ; à minuit, Temp. : 37°6, pouls : 115.

Le lendemain et le surlendemain, Temp. oscille autour de 38° et pouls autour de 110.

Gaz au bout de quarante-huit heures, ventre indolore.

Drain remplacé par un plus petit au bout de quarante-huit heures. Suppression de tout drainage au bout de quatre jours.

Guérison.

Cependant, une fistule correspondant au trajet du drain, persiste pendant trois mois.

Elimination d'un fil. Guérison définitive.

Observation XVI. — *Salpingite bilatérale suppurée. — Laparotomie. — Effacement du Douglas. — Guérison.*

Mme Cast..., Ernestine, journalière, 40 ans. Très bonne santé habituelle.

Pas de passé génital jusqu'à l'âge de trente-huit ans.

Hémorragie depuis deux ans et, depuis dix mois, métrorragies s'accompagnant de douleurs vives avec fièvre, forçant la malade à garder le lit pendant des semaines entières. Elle entre au pavillon Pasteur (salle Richet), le 1er novembre, en pleine crise.

Toucher vaginal. Utérus bloqué.

Dans le cul-de-sac postérieur, grosse masse paraissant se prolonger dans le cul-de-sac latéral droit.

Opération. — Nous diagnostiquons une annexite bilatérale suppurée, et pratiquons la laparotomie le 20 décembre 1902.

Notre diagnostic se vérifie.

A droite, l'ovaire forme une poche de la grosseur d'une mandarine, située entre l'utérus et le détroit inférieur.

Décortication sans rupture, pédiculisation et ligature au gros fil d'Alsace.

A gauche, les annexes, formant également une tumeur du volume d'un œuf de poule, sont prolabées dans le Douglas.

Nous parvenons à faire la décortication sans rupture, mais au prix de grandes difficultés ; l'anse sigmoïde doit être, pour ainsi dire, sculptée ; dans la partie gauche de la poche, le rectum, également très adhérent, est dénudé, ainsi que le cavum rétro-utérin.

Nous terminons l'opération proprement dite par l'hystérectomie supra-vaginale.

Péritonisation. — 1° Réparations partielles et préalables au niveau d'une fente du méso-sigmoïde et de la face antérieure dénudée du rectum ;

2° Surjet réunissant les deux feuillets du ligament large au-dessus des pédicules et du moignon cervical ;

3° Surjet fixant le péritoine rétro-vésical dont la laxité est considérable, au péritoine pelvien postérieur. Effacement du Douglas.

L'anse sigmoïde, non utilisée, reste un peu au-dessus de cette cloison.

Suites opératoires de la plus grande simplicité.

Le jour de l'opération, un litre de sérum.

Le soir, Temp. : 36°8 ; pouls, 78.

Le lendemain matin, Temp. : 37°, pouls, 80.

Urine, 800 grammes, foncée.

Excellent facies. La malade cause et rit comme si elle n'avait pas subi d'opération.

La température maxima, 37°8 avec 80 de pouls, survient le deuxième jour ; à partir de ce moment, Temp. et pouls se maintiennent indéfiniment normaux.

Enlevé les fils le 30 décembre, cicatrice parfaite.

La guérison se poursuit sans incident (8 janvier 1901).

OBSERVATION XVII. — *Pelvi-péritonite ancienne suppurée. — Laparotomie. — Extirpation de deux poches très adhérentes. — Effacement du Douglas. — Mort.*

Mme Ren..., 45 ans.

Règles régulières, peu abondantes.

Une grossesse en 1877. Suites de couches fébriles ; crise de pelvi-péritonite dont l'issue faillit être fatale.

Depuis cette époque, la malade a toujours souffert du ventre ; elle a eu un très grand nombre de poussées de pelvi-péritonite, de crises douloureuses que le repos calme un peu, mais que la marche et toute fatigue exaspèrent.

Depuis vingt ans, elle a traîné une existence misérable, et a séjourné, à plusieurs reprises, dans divers hôpitaux (Beaujon, en 1884, Saint-Louis, en 1889, etc.).

Elle entre au pavillon Pasteur (salle Lorrain), le 20 avril 1900, au moment d'une période de rémission des phénomènes aigus, et bien décidée à se faire opérer.

Au palper, le ventre est peu dépressible dans les fosses iliaques.

Au toucher, l'utérus se montre bloqué ; existence d'une masse ligneuse qui fait saillie dans le cul-de-sac postérieur, et déborde, à droite et à gauche, dans les culs-de-sacs latéraux.

Sensation de blindage du vagin.

Après bien des hésitations, nous consentons à une intervention dont nous ne nous dissimulons pas la gravité.

Laparotomie le 11 mai 1900. — A l'ouverture du ventre, on tombe sur le grand épiploon très épaissi, on détache les adhérences nombreuses qu'il a contractées avec l'intestin et le péritoine pelvien.

On rompt plusieurs kystes péritonéaux à contenu séreux, et on libère l'intestin grêle, fixé par des brides à la masse inflammatoire qui remplit le petit bassin.

Celle-ci est constituée par deux parties principales comblant le Douglas et enfouissant l'utérus.

Par ponction au trocart et aspiration, on retire d'une poche située à droite et paraissant constituée par l'ovaire, environ 200 grammes de pus épais.

L'appendice, qui adhère au pôle supérieur, est réséqué. On décortique ensuite les parois de la collection évacuée ; elles adhèrent intimement à la paroi pelvienne droite et au rectum, dont la paroi, après dégagement, apparaît amincie et friable.

L'extrémité inférieure de la poche adhère si intimement au Douglas, qu'elle ne peut être enlevée que par morcellement.

A gauche, les annexes suppurées forment une masse un peu moins volumineuse (grosse mandarine) ; on les dissèque de la paroi pelvienne gauche et de l'origine de l'anse sigmoïde.

L'utérus, dont la paroi postérieure est dénudée, suintante et recouverte de fausses membranes, est ensuite enlevé par amputation sus-cervicale.

Temps de la péritonisation. — *a*) Par un premier surjet au catgut, on réunit la lèvre antérieure de la plaie péritonéale aux débris du feuillet postérieur du ligament large.

b) Au-dessus de cette première suture, on en établit une seconde par réunion du péritoine rétro-vésical à l'anse sigmoïde.

L'effacement du Douglas est complet : drainage.

Suites opératoires. — A la fin de l'opération, qui dure 1 h. 45, pouls très faible, deux litres de sérum le premier jour.

Le soir de l'opération : Temp. : 36°2 ; pouls : 120 ; le lendemain : Temp. : 37°4 ; pouls : 125.

Un litre d'urine claire ; faciès plombé.

Le surlendemain (deuxième jour) : Temp. : 37°5 ; pouls : 110.

Les vomissements, attribués au chloroforme les deux premiers jours, se continuent les jours suivants.

La malade ne s'alimente pas, le ventre est un peu douloureux. Pas de gaz émis. Après une rémission trompeuse de la température, qui se maintient à 37°5 pendant trois jours, et du pouls (105), les vomissements deviennent de plus en plus fréquents ; le ventre est tendu ; la constipation reste absolue.

Le pouls redevient fréquent, la température remonte à 38°5 et la malade meurt le 20 mai, à dix heures du matin (9 jours après l'opération.

Autopsie. — Météorisme intestinal considérable.

Le pelvis ne contient que très peu de liquide. Cependant trace de péritonite.

L'anse sigmoïde est épaisse, violacée, noirâtre par places.

Tandis que le colon descendant apparaît très distendu, de même que tout le gros intestin, l'anse sigmoïde se montre aplatie et vide. Elle est attirée en avant et collée à la face postérieure de la vessie.

Le surjet vésico-sigmoïde est en bon état, sauf à gauche où les lèvres du péritoine ont un aspect gangréneux. On constate qu'il n'existe au-dessus de lui ni pus, ni exsudation séreuse.

Le rectum n'est pas perforé.

En résumé, notre malade semble avoir succombé aux suites d'une péritonite, à point de départ pelvien, ayant franchi le surjet vésico-sigmoïde dans sa partie gauche et s'étant propagée à la grande cavité par le colon pelvien et les anses voisines.

Il faut également tenir compte de ce fait qu'il existait un certain degré de sténose de l'anse sigmoïde. Cette sténose relevait-elle d'un mécanisme paralytique ou au contraire d'un tiraillement par le surjet vésico-sigmoïde ?

La question n'a pu être tranchée d'une façon absolue par l'autopsie. En tout cas, nous avons vu comment il fallait établir l'adossement vésico-sigmoïde pour que la méthode puisse échapper au plus léger soupçon d'exercer une coarctation intestinale.

Observation XVIII. — *Salpingite bilatérale. — Hystérectomie supra-vaginale. — Conservation de l'ovaire gauche. — Guérison.*

Julia Ba..., 17 ans, domestique, entre, le 7 novembre 1901, à l'hôpital Cochin, pavillon Pasteur, dans le service de M. le Dr Quénu, pour des douleurs abdominales et des pertes.

Antécédents. — Réglée à 14 ans irrégulièrement. Jamais d'accouchement, ni de fausse couche.

En mars 1901, pertes jaunes, verdâtres, accompagnées de douleur à la miction et d'envies fréquentes d'uriner. Dépôt jaunâtre dans les urines. Ces pertes ont duré deux mois.

En mai 1901, douleurs très vives dans le bas-ventre, avec irradiations dans les lombes, dans les cuisses, dans les aines, survenues au moment des règles.

La malade entre à l'hôpital Lariboisière, où on constate une salpingite gauche avec poussée aiguë fébrile (Temp. : 39°).

Elle reste pendant deux mois alitée et soumise au traitement médical.

Depuis sa sortie de l'hôpital, la mlade n'a jamais repris son activité complète : règles d'une durée de huit jours, abondantes et douloureuses ; dans l'intervalle des règles, à la moindre fatigue, pertes rouges et, constamment, pertes muco-purulentes, obligeant la malade à se garnir.

Au commencement d'août 1901, nouvelle cystite, qui dure un mois (injection au permanganate de potasse).

En novembre, au moment de ses règles, la malade a une nouvelle crise aiguë fébrile ; elle entre à l'hôpital Cochin.

Examen local. — *Col* conique, assez volumineux, de consistance ferme, dévié à droite, le *corps utérin* étant attiré vers le flanc gauche ; il est augmenté de volume et peu mobile.

Dans le cul-de-sac latéral gauche, douleur vive ; tumeur du volume d'une mandarine, faisant penser à une ovarite suppurée.

A droite, cul-de-sac un peu empâté, sensibilité à la pression.

Les autres appareils (rein, cœur, poumon) sont sains. L'état général est bon.

Laparotomie, le 26 novembre, par M. Quénu.

A gauche, trompe très volumineuse, dilatée et pleine de pus, ovaire presque sain.

A droite salpingo-ovarite haut située, au niveau du détroit pelvien.

On fait l'ablation du pyosalpinx gauche et des annexes droites.

L'ovaire gauche est conservé.

Hystérectomie supra-vaginale.

Péritonisation. — 1° Au niveau du ligament large, on répare le méso-ovarique.

2° Après évidement du col au thermocautère, on réunit le péritoine pelvien antérieur au péritoine pelvien postérieur par un surjet transversal, enfouissant les pédicules suivant la base des ligaments larges.

Le bas-fond de Douglas étant sain, on juge inutile de créer l'adossement vésico-sigmoïde. On se contente de disposer un drain dans le bas-fond.

Suites opératoires. — Réaction thermique : nulle. Réaction du pouls : de 110 à 100 pendant les trois premiers jours.

Le drain est enlevé au deuxième jour. Les fils au dixième. Cicatrice excellente.

La malade sort guérie le 24 décembre 1901, c'est-à-dire quatre semaines après son opération.

Observation XIX. — *Salpingo-ovarite suppurée gauche. — Ablation des annexes gauches et de la trompe droite. — Ignipuncture de l'ovaire. — Péritonisation. — Guérison.*

Antoinette Mont..., 25 ans, entre, le 7 novembre 1901, à l'hôpital Cochin, pavillon Pasteur, dans le service du Dr Quénu, pour douleurs abdominales et métrorragies.

Antécédents. — Réglée à 15 ans, très irrégulièrement : les règles venaient en avance, étaient très douloureuses, avec expulsion de caillots et duraient jusqu'à huit jours. Pertes blanches dans l'intervalle des règles. Quelquefois, la malade restait trois mois sans avoir de pertes rouges.

Fausse couche de trois mois, en mars 1900. Depuis, les règles sont encore plus longues, d'une durée moyenne de 10 jours, douloureuses, franchement rouges et toujours en avance.

En juillet 1900, première crise. Au moment des règles (fièvre, ventre tendu, douleurs vives dans le flanc gauche, avec irradiations dans les reins, les aines et la cuisse gauche). La malade est transportée à Beaujon, dans le service du Dr Berger : on fait le diagnostic de salpingite gauche avec poussée de pelvi-péritonite.

Repos au lit, glace sur le ventre. Injections chaudes.

Sort, très améliorée, au bout d'un mois, en août 1901.

En octobre 1901, deuxième crise de pelvi-péritonite avec fièvre élevée. Temp. : 39°.

Au moment où la malade entre à l'hôpital Cochin, les phénomènes aigus sont à leur période de déclin ; cependant, la fièvre persiste (Temp. : 38), le soir.

Nous faisons refroidir les lésions par un traitement médical approprié, qui dure pendant tout le mois de novembre.

État actuel, le 28 novembre. — Utérus assez mobile, douloureux à la palpation.

Cul-de-sac latéral gauche : tumeur arrondie, dure, douloureuse, du volume d'un petit œuf.

Cul-de-sac latéral droit : cordon sinueux, résistant, du volume du petit doigt ; douleur à la pression.

Etat général précaire ; amaigrissement considérable.

Opération, le 2 décembre 1901. — Laparotomie par M. Quénu. Epiploon adhérent au fond du petit bassin. Salpingo-ovarite suppurée à gauche, salpingite droite, ovaire congestionné. Ablation des annexes gauches et de la trompe droite.

Conservation de l'ovaire droit et de l'utérus.

Péritonisation. — *a*) Surjet reconstituant la base du ligament large gauche.

b) Surjet affrontant le péritoine au niveau de la section du mésosalpinx droit.

Drain,

Suites opératoires normales.

La température atteint son maximum, 38°, le deuxième jour, au soir, puis redevient normale.

Le pouls suit une ascension parallèle, mais plus prononcée (120 le deuxième jour, au soir.

Facies constamment bon.

Ablation du drain, le quatrième jour.

La guérison opératoire est complète en 21 jours ; mais la malade, en raison de son état général affaibli, sort seulement le 12 janvier, soit 40 jours après son opération. Les forces ont considérablement augmenté.

Observation XX. — *Salpingite suppurée droite. — Ablation des annexes droites. — Ignipuncture de l'ovaire gauche. — Guérison.*

Jeanne Hed..., 29 ans, journalière. Entre le 8 novembre 1901 à l'hôpital Cochin, pavillon Pasteur, dans le service du Dr Quénu pour des douleurs abdominales et des pertes rouges.

Antécédents. — Réglée à 13 ans, régulièrement. Mariée à 25 ans.

Elle fait deux fausses couches : l'une de 6 mois, l'autre de 5 mois, un an plus tard, en 1900.

Depuis cette dernière fausse couche les règles sont irrégulières et douloureuses.

En septembre 1901 la malade, à l'occasion de ses règles, est prise de douleurs très vives dans le flanc droit ; elle est obligée de s'aliter. Un médecin appelé constate que le ventre est ballonné, très sensible ; il existe des douleurs spontanées dans tout l'abdomen avec point maximum dans le flanc droit, au-dessous et à droite du point de Mac-Burney. Quelques vomissements alimentaires et bilieux. Température : 39°,4.

M. Quénu, qui voit la malade peu de temps après, diagnostique une pelvi-péritonite et ordonne un traitement médical (immobilisation absolue, repos au lit, lavements et injections chaudes).

Les phénomènes aigus tombent rapidement pour reparaître, mais moins accentués, à l'occasion des règles d'octobre.

La malade, continuant à souffrir, rentre à Cochin, un mois plus tard.

Examen le 14 novembre 1901. — Les phénomènes inflammatoires sont tombés ; le ventre est dépressible.

Au toucher, le col est en position normale, légèrement entr'ouvert.

Le corps est peu mobile, en antéflexion, et augmenté de volume, douloureux à la palpation.

Le cul-de-sac latéral droit est rempli par une tumeur allongée, irrégulière, peu mobile, douloureuse, du volume d'un petit œuf.

Le cul-de-sac latéral gauche est légèrement empâté et douloureux, mais ne présente pas de tumeur distincte.

L'état général est bon ; l'amaigrissement peu marqué ; sujet émotif nerveux.

Laparotomie le 25 novembre 1901, par M. Quénu. Salpingo-ovarite suppurée droite.

Ablation des annexes droites.

Conservation des annexes gauches après ignipuncture de l'ovaire et de la trompe dont le pavillon est perméable et les franges rouges.

Péritonisation par quelques points séro-séreux au niveau du ligament large droit.

Drain abdominal.

Suites opératoires. — La température ne dépasse pas 37°,8.

Le pouls monte à 120 pendant les trois premiers jours (malade nerveuse).

Le drain est enlevé au 4e jour. Les fils au 10e jour. Réunion parfaite.

La malade sort guérie le 22 décembre, c'est-à-dire 23 jours après l'opération.

Observation XXI. — *Salpingite suppurée droite. — Salpingite scléreuse à gauche. — Castration bilatérale. — Guérison.*

Madeleine Dum..., 30 ans, ménagère. Entre le 24 octobre 1900, au pavillon Pasteur, dans le service du Dr Quénu.

Antécédents. — Réglée à 15 ans, irrégulièrement. Une grossesse normale en 1893; accouchement normal. Délivrance difficile : une partie du placenta n'est retirée qu'au bout de 6 jours.

Depuis cette époque les règles sont douloureuses et sont précédées de pertes blanches abondantes.

Les règles de novembre 1900 sont particulièrement douloureuses. La malade est obligée de garder le lit pendant près d'un mois. Elle découvre elle-même l'existence d'une masse dure siégeant dans la fosse iliaque droite.

Au moment des règles de novembre, hémorragie abondante, douleurs vives, pas de fièvre.

La malade entre à l'hôpital.

État actuel. — L'utérus, gros, remonte à égale distance de l'ombilic et du pubis ; sur son bord droit, on perçoit une masse dure.

Dans l'ensemble on a l'impression d'un utérus fibromateux avec noyau surajouté à droite.

Au toucher. — Col en position normale. Utérus augmenté de volume et peu mobile.

Dans le cul-de-sac latéral droit, on perçoit une masse dure, indolore, semblant faire corps avec l'utérus.

Le cul-de-sac latéral gauche est libre.

Il n'y a pas de fièvre, l'état général est très bon.

Opération le 7 mars 1901, par M. Quénu. Erreur de diagnostic. On se trouve en présence d'un gros utérus, avec volumineuse salpingite suppurée droite, collée contre le bord de l'utérus et fusionnée latéralement avec la paroi pelvienne.

La décortication est laborieuse ; la poche suppurée éclate dans le ventre au moment de sa sortie à travers la plaie. Grâce à sa protection par plusieurs étages de compresses, le péritoine n'est pas souillé. Les annexes gauches sont également enlevées.

L'utérus est conservé.

Péritonisation. — Constitue un travail minime. Enfouissement des pédicules utérin et utéro-ovarien, de chaque côté, par un surjet qui conduit de la corne utérine au bord du pelvis.

Drain.

Examen des pièces. — *A droite : Trompe* uniformément dilatée (aspect en cornemuse et pleine de pus).

Ovaire du volume d'une mandarine est transformé en une poche à parois épaisses et pleine de pus.

A gauche : Trompe très épaisse, scléreuse. Ovaire scléro-kystique.

Suites opératoires. — Réaction de la température et du pouls pendant 3 jours : la température montant à 38°5 le soir, avec faibles rémissions matinales et le pouls se tenant à 120. 1 litre de sérum par jour. Au 4e jour, chute complète des phénomènes réactionnels.

On enlève le drain.

Au 11e jour la cicatrisation est complète.

La malade sort en parfait état le 6 avril 1901, c'est-à-dire moins d'un mois après son opération.

Résultats éloignés. — Elle a été revue en décembre 1901. Elle va très bien, ne souffre pas et a engraissé.

Observation XXII. — *Double salpingite suppurée. — Ablation des annexes. — Guérison.*

Mme Cost..., 41 ans, couturière. Entre le 9 mars 1901 à l'hôpital Cochin, salle Bichat, dans le service du Dr Quénu, pour des douleurs vives dans le bas ventre.

Antécédents. — Réglée à 16 ans ; mariée à 21 ans ; pas de grossesse.

Depuis plusieurs années elle est réglée toutes les 3 semaines et souffre au moment des époques.

Il y a un an, elle a ressenti des douleurs pelviennes assez vives, pour lesquelles elle consulte un médecin qui fait le diagnostic de péritonite. Depuis cette époque elle a toujours souffert avec exacerbations au moment des règles.

Depuis 3 mois les douleurs sont devenues très fortes et forcent la malade à garder le lit, et, dans la suite, à rentrer à l'hôpital.

Examen. — L'utérus, peu mobile, est en antéflexion normale.

Dans le cul-de-sac latéral droit on sent une masse allongée, irrégulière, donnant l'idée d'une trompe dilatée.

Dans le cul-de-sac latéral gauche, il existe une masse plus arrondie, dure, non douloureuse, sans doute constituée par un gros ovaire scléro-kystique.

Laparotomie le 1er avril 1901, par M. Quénu. — Le grand épiploon adhère à toute la partie droite du petit bassin. Il est sectionné entre deux clamps et on en fait la ligature immédiate par des points séparés au catgut.

La partie droite du petit bassin étant dégagée, on peut reconnaitre les annexes droites.

La trompe droite apparait très dilatée : elle offre le volume du pouce au niveau de son insertion utérine ; au niveau de son segment externe, elle se renfle pour former une tumeur arrondie du volume d'un œuf de poule ; sa grosse extrémité adhère intimement à la face latérale du pelvis.

L'*ovaire* n'est pas prolabé dans le Douglas: il est placé à la hauteur de la portion dilatée de la trompe sur le côté latéral du détroit supérieur ; volume d'une petite mandarine. La décortication de la trompe et de l'ovaire est assez facile et ne nécessite pas de grands délabrements péritonéaux.

Le cul-de-sac de Douglas et la face postérieure de l'utérus ne sont pas intéressés par les manœuvres de dissection.

Résection des annexes droites.

A gauche : La trompe est dure, scléreuse, contournée.

L'ovaire non adhérent forme une tumeur dure, du volume d'un œuf de poule.

Ablation des annexes gauches.

L'utérus, qui est de volume normal et dont le péritoine est sain, est laissé en place.

Péritonisation. — Se fait par un surjet qui, portant des pédicules utéro-ovariens, aboutit aux cornes utérines.

Examen des pièces. — La trompe droite présente dans sa moitié externe un abcès contenant environ 30 à 40 grammes de pus crémeux. L'ovaire droit offre à la coupe une série de 4 à 5 kystes, remplis d'un liquide séro-sanguinolent.

L'ovaire gauche présente la transformation fibromateuse.

La trompe offre des parois très épaissies et dures ; pas de pus dans son intérieur.

Suites opératoires. — La température oscille entre 37°2 et 37°8.

Le pouls entre 80 et 90.

Pendant les 9 à 10 premiers jours, la malade est tourmentée par des vomissements fréquents ; le ventre est ballonné, mais non douloureux ; les gaz commencent à passer au troisième jour ; la malade va à la selle le quatrième.

La guérison se poursuit sans incident ; sortie le 27 avril, soit 26 jours après l'opération.

OBSERVATION XXIII. — *Kyste de l'ovaire à pédicule tordu, adhérent à l'appendice. — Ablation du kyste. — Résection de l'appendice. — Double péritonisation. — Guérison.*

Charlotte Mul..., entre le 30 avril 1901 à l'hôpital Cochin, pavillon Pasteur, service de M. le Dr Quénu, pour des douleurs et des pertes rouges.

Antécédents. — Réglée à 13 ans, toujours irrégulièrement. Mariée à 15 ans.

4 grossesses normales de 20 à 26 ans ; au moment de sa dernière couche, elle a eu des accidents infectieux (pelvi-péritonite ?) avec phlébite de la jambe droite.

Elle est restée 40 jours au lit. Nouvel accouchement le 20 octobre 1900.

Suites de couches, fébriles. Curettage le 25 novembre 1900.

Depuis cette époque, la malade souffre de douleurs abdominales, de métrorrhagie et de pertes blanches.

En mars 1901, la malade a deux métrorrhagies très abondantes, qui sont traitées par l'ergotine.

Le médecin traitant diagnostique une salpingite et conseille l'entrée à l'hôpital.

État actuel. — Par le palper, on perçoit une masse du volume du poing, dans la fosse iliaque droite.

Cette tumeur est sentie dans le cul-de-sac latéral droit ; elle est rénitente, douloureuse à la pression.

L'utérus est un peu gros, son fond est perçu à gauche de la ligne médiane. Le cul-de-sac latéral gauche est libre.

On pense à une tumeur liquide, en particulier à un gros ovaire kystique. L'état général est bon, apyrétique.

Opération, le 23 mai 1901. — Kyste de l'ovaire droit à pédicule tordu ; par son pôle supérieur, la tumeur adhère à l'appendice.

Résection de ce dernier.

Ablation du kyste. Cautérisation au thermocautère, du pédicule.

Double péritonisation

a) Au niveau de l'appendice : Enfouissement du moignon appendiculaire par quelques points séro-séreux ;

b) Adossement du péritoine au-dessus du pédicule ovarien.

Les annexes gauches sont congestionnées mais en bon état ; on les laisse en place ainsi que l'utérus.

Pas de drainage.

Suites opératoires. — Absence de toute réaction péritonéale ; température et pouls restent normaux Au 7e jour, ascension thermique ; température oscille autour de 38°. Petit abcès dans la partie inférieure de la paroi, relevant sans doute d'une faute d'asepsie des mains ou de la paroi de la malade.

Le 4 juillet, soit cinq semaines après son opération, la malade sort guérie.

Observation XXIV. — *Fibrome avec lobe gauche intra-ligamenteux. — Salpingo-ovarite gauche ouverte dans l'anse sigmoïde. — Hystérectomie supra-vaginale. — Guérison.*

Antoinette Choma..., 48 ans, entre le 12 octobre 1901 à l'hôpital Cochin, pavillon Pasteur, service du Dr Quénu, pour douleurs abdominales vives et pertes rouges abondantes.

Antécédents. — Réglée à 18 ans ; mariée à 24 ans. Une grossesse normale à 25 ans.

Depuis cette grossesse, douleurs vagues dans le bas-ventre et pertes blanches. Les règles restent régulières jusqu'à l'âge de 32 ans.

A ce moment, métrorrhagies pendant deux mois, douleurs expulsives, fausse couche probable. A partir de cette date, jusqu'à l'âge de 47 ans, la malade ne présente plus aucun trouble de l'appareil génito-urinaire.

En octobre 1900, elle ressent des douleurs très vives dans le bas-ventre ; les règles se présentent alors toutes les trois semaines, très abondantes et douloureuses, nécessitant le repos au lit pendant leur durée.

En janvier 1901, la malade va consulter le Dr Quénu, qui trouve un utérus augmenté de volume.

De mars à septembre 1901, les règles cessent.

En septembre, deux métrorrhagies abondantes à quinze jours d'intervalle et qui durent huit jours chacune. La dernière perte a cessé le 30 septembre.

Durant la dernière métrorrhagie, la malade a souffert de douleurs très vives dans le flanc et dans le bas-ventre, s'irradiant, d'une part, en bas, vers la cuisse gauche, d'autre part, vers le thorax et jusque dans l'aisselle.

Dysurie, surtout dans la position couchée, la malade étant obligée de se lever à chaque fois qu'elle voulait uriner ; la miction était impossible dans la position couchée.

Au moment de cette crise, pas de vomissements, quelques nausées ; fièvre modérée pendant cinq ou six jours.

La malade entre à l'hôpital à la fin de cette période aiguë.

État actuel. — Le ventre est un peu étalé à gauche, au niveau du flanc.

Au palper, on sent une tumeur dure qui occupe le flanc gauche et la fosse iliaque gauche.

En haut, elle remonte jusqu'au niveau et à gauche de l'ombilic.

Au niveau du flanc gauche on perçoit un empâtement qui semble former une masse surajoutée au bord gauche de la tumeur.

En cette région, le palper est un peu douloureux.

Au toucher : Le col est abaissé, augmenté de volume et légèrement dévié à droite.

La face postérieure de l'utérus est très saillante.

Le fond est senti au niveau et à gauche de l'ombilic.

Les *annexes* sont impossibles à sentir ; on soupçonne que celles de gauche sont remontées dans le flanc.

L'état général est bon, sans fièvre.

Laparotomie le 22 octobre 1901, par M. Quénu. — Utérus fibromateux présentant un prolongement très adhérent dans le ligament large gauche. Les annexes gauches sont enflammées et entourées d'adhérences. L'ovaire est transformé en un abcès et s'ouvre dans l'anse sigmoïde.

Au cours des manœuvres de décortication, la paroi très friable de l'anse sigmoïde se perfore. Il est impossible de fermer la perforation en raison de la friabilité extrême de la paroi intestinale. Les sutures tentées coupent à chaque fois et n'ont pas d'autre résultat que d'agrandir le trou anormal.

Hystérectomie supra-vaginale.

Péritonisation. — On se contente de reconstituer les ligaments larges. Ce qui, à gauche, présente un avantage immédiat : c'est d'assurer l'hémostase du ligament délacéré par les manœuvres du lobe fibromateux y inclus.

Le Douglas était dénudé et rugueux.

On ne pouvait songer à établir un surjet vésico-sigmoïde en raison de la friabilité du colon ilio-pelvien et de la perforation persistante de sa paroi.

Force nous fut de recourir à un procédé que nous regardons comme d'un emploi très restreint. Nous voulons parler du tamponnement dit de Mickulicz. Nous y adjoignîmes 3 drains : 1 au centre du tamponnement, à la gaze stérilisée ; l'autre de chaque côté.

Suites opératoires. — Malade très affaiblie. 2 litres de sérum pendant les trois premiers jours. Il fallait s'attendre à une réaction péritonéale.

Pendant les six premiers jours, la température oscille autour de 38°.

Le pouls est à 130, 140 pulsations bien frappées. Au bout d'une semaine la malade est hors de danger.

La fistule de l'anse sigmoïde déverse ses matières dans le pansement abdominal ; une deuxième fistule se déclare ; une portion notable de matières sort également par le vagin.

L'état général se relève assez rapidement.

Le *13 janvier* l'état général est très bon ; la fistule vaginale est fermée ; la fistule stercorale abdominale persiste mais donne beaucoup moins ; la malade va par le rectum avec des lavements.

Observation XXV. — *Double salpingite scléreuse. — Utérus fibromateux. — Hystérectomie supra-vaginale. — Guérison.*

Henriette Ver..., 32 ans. Entre le 23 février 1901 à l'hôpital Cochin, pavillon Pasteur, service du Dr Quénu, pour douleur abdominale et métrorrhagie.

Antécédents. — Réglée à 14 ans, régulièrement. Règles assez abondantes, non douloureuses, jusqu'à l'âge de 22 ans.

Pas de grossesse, pas de fausse couche.

La malade commence à souffrir du ventre à l'âge de 22 ans, surtout dans les quelques jours qui précèdent les règles. A partir de cette époque, pertes blanches assez abondantes.

A 26 ans, première crise, caractérisée par douleur pelvienne vive, avec irradiation dans les reins et les cuisses. Pertes verdâtres, très fétides.

La malade est obligée de garder le lit pendant un mois.

Dans la suite, elle continue à souffrir, mais avec des périodes de rémission. Ménorrhagies habituelles.

A l'âge de 32 ans, le 10 janvier 1901, elle a une seconde crise identique à la première ; pertes rouges abondantes. Depuis cette date, la malade perd du sang sans relâche : cette métrorrhagie dure donc depuis un mois et demi. Elle n'a été précédée d'aucun retard des règles, qui étaient venues à leur date, en décembre 1900.

Examen, le 24 février 1901. — L'utérus est un peu gros, en antiflexion normale.

Dans le cul-de-sac postérieur, on sent une masse dure, adhé[illegible]

Le cul-de-sac latéral droit est empâté et douloureux.

Fils enlevés au 10e jour ; fistule au niveau du drain. Ce trajet fistuleux demande 1 mois 1/2 à se combler.

La malade n'est complètement guérie que le 29 juin, date de sa sortie.

Résultats éloignés. — Elle a été revue le 12 janvier 1902. Elle n'a plus aucune douleur ; elle a engraissé, et l'état général est florissant.

Observation XXVII. — *Salpingite suppurée bilatérale. — Hystérectomie supra-vaginale. — Guérison.*

Marguerite Desp..., 22 ans, entre le 11 mars 1901, à l'hôpital Cochin, pavillon Pasteur, dans le service de M. le Dr Quénu, pour des douleurs abdominales.

Antécédents. — Réglée à 18 ans. Six mois plus tard, la malade a des pertes blanches abondantes, et commence à souffrir dans le ventre. Un médecin, consulté, diagnostique une métrite, et prescrit des injections chaudes au permanganate de potasse et, dans l'intervalle, des tampons glycérinés.

La malade suivit ce traitement 4 mois durant, après lesquels, se sentant améliorée, l'abandonna. Cependant les pertes et les douleurs persistent, bien qu'atténuées, et cet état dura pendant 2 ans.

A l'âge de 20 ans, cet état douloureux empire. La malade contracte une blennorrhagie : des pertes verdâtres, des symptômes vésicaux, uréthraux viennent s'ajouter aux troubles abdominaux qui, eux-mêmes, s'accentuent.

La malade entre à l'hôpital Boucicaut, dans le service de M. le Dr G. Marchant, qui fait le diagnostic de métrite et salpingite, et pratique un curettage. La malade reste 2 mois à l'hôpital et sort améliorée, mais non guérie.

En février 1900, nouvelle poussée douloureuse.

La malade va faire une saison à Salis-de-Béarn ; elle en revient très améliorée, mais ressentant encore quelques vagues douleurs, et continuant à perdre dans l'intervalle des règles.

En décembre 1900, les douleurs reparaissent.

En janvier 1901, la malade consulte à nouveau M. G. Marchant, qui conseille de recourir encore une fois au traitement médical (repos au lit, injections chaudes, grands bains, pointes de feu dans la fosse iliaque gauche, siège maximum des douleurs).

En dépit de ces divers soins, l'état s'aggrave, les douleurs s'exaspèrent. La malade rentre à l'hôpital Cochin.

État actuel. — *A la palpation*, on perçoit une augmentation de résistance de la paroi, au niveau de la fosse iliaque gauche. La pression en ce point éveille une sensibilité vive. C'est également dans la fosse iliaque droite que siègent le maximum des douleurs spontanées.

Au toucher, on trouve l'utérus peu mobile. Le cul-de-sac latéral droit bombe, distendu par une collection du volume d'une mandarine.

Le cul-de-sac latéral gauche est empâté et douloureux.

Etat général apyrétique.

Laparotomie le 11 mars 1901, par M. Quénu. — *A droite*, abcès dans la moitié externe de la trompe. Ovaire suppuré, du volume d'un œuf de pigeon.

A gauche, trompe rouge, flexueuse. Pavillon obstrué et adhérent. Ovaire entouré d'adhérences molles (périovarite).

Ablation bilatérale des annexes. Hystérectomie supra-vaginale.

Reconstitution du plancher pelvien par adossement du feuillet antérieur et du feuillet postérieur du ligament large. Enfouissement des 4 pédicules (2 péd. utérins, 2 péd. utéro-ovariens).

Drain dans le reliquat de Douglas.

Suites opératoires. — *Réaction* thermique nulle ; la température atteint 37°8 le soir du 3e jour. C'est le point maximum de la courbe.

Réaction du pouls assez marquée pendant 3 jours : de 100 à 120 pulsations.

Gaz émis au bout de 48 heures.

Drain supprimé le 4e jour.

La malade sort guérie le 16 avril, soit 23 jours après l'intervention.

Observation XXVIII. — *Fibrome utérin et salpingite. — Hystérectomie supra-vaginale. — Résection d'une anse grêle. — Guérison.*

Mme Angou..., 42 ans, journalière, entre à l'hôpital Cochin, salle Bichat, le 26 avril 1901, dans le service du Dr Quénu.

Antécédents. — Réglée à 14 ans, régulièrement. Mariée à 34 ans ; ni grossesse ni fausse couche.

Il y a cinq ans, elle a été opérée d'une hernie crurale gaucle étranglée qui nécessita l'établissement d'un anus contre nature. Celui-ci se ferma spontanément dans la suite.

Il y a deux ans, la malade commença à ressentir de vives douleurs dans la région des lombes, avec irradiations dans le pelvis et vers la face antérieure des cuisses.

Un médecin, consulté à cette époque, fit le diagnostic de fibrome, mais ne conseilla pas d'intervention.

A partir de cette époque, *ménorrhagies* abondantes : les règles duraient 6 et 8 jours (au lieu de 3 jours antérieurement). En même temps, constipation opiniâtre.

Etat actuel. — Le fond de l'utérus est remonté jusqu'à mi-chemin de l'ombilic et du pubis. Le corps utérin est irrégulièrement développé, et présente une grosse bosselure faisant saillie dans la fosse iliaque droite.

Au toucher, le col est remonté, refoulé à gauche, difficilement accessible, il est entraîné par les mouvements imprimés à la tumeur abdominale.

On fait le diagnostic de fibrome de moyen volume, et on décide l'opération, en raison des pertes sanguines.

Laparotomie, le 26 avril 1901. — L'utérus, fibromateux, est enlevé par hystérectomie supra-vaginale.

Les annexes gauches sont enflammées et très adhérentes ; elles sont enveloppées dans une gangue qui les réunit à une anse grêle, sur laquelle a porté l'anus contre nature, après la cure de l'ancienne hernie.

En essayant de libérer cette anse, elle se déchire largement ; la réparation par entérorraphie simple ne pourrait être obtenue qu'au prix d'une sténose marquée ; aussi, M. Quénu est-il conduit à reséquer cette anse intestinale et à pratiquer l'anastomose.

On termine par la *péritonisation*, qui s'obtient en suturant les deux feuillets du ligament large ; ce travail est particulièrement soigné vers la partie gauche du petit bassin, afin que la suture intestinale, se trouvant en contact avec une séreuse saine, ne puisse ni adhérer, ni infecter, de dehors en dedans.

Un petit drain de caoutchouc est placé contre la suture. Poids du fibrome, 1 kil. 050.

Suites opératoires. — Très favorables.

La température ne monte pas au-dessus de 37° et le pouls au-dessus de 100.

Le drain est enlevé le 4e jour. Les fils, le 11e.

La malade sort guérie le 23 mai, soit quatre semaines après son opération.

Observation XXIX. — *Salpingo-ovarite bilatérale suppurée. — Hystérectomie supra-vaginale. — Effacement du Douglas. — Guérison.*

Juliette Du..., 28 ans, couturière, entre le 6 mai 1901, à l'hôpital Cochin, pavillon Pasteur, service du Dr Quénu.

Antécédents. — Réglée à 17 ans, irrégulièrement. Pas de grossesse, pas de fausse couche.

A 23 ans, crise douloureuse dans le petit bassin. Constipation opiniâtre. Un médecin diagnostique de la périmétrite et une salpingite droite.

A la fin d'août 1901, crise avec vomissements, douleurs très fortes.

La malade est apportée d'urgence à l'hôpital, le 6 mai.

Nous constatons une pelvi-péritoine, que nous traitons par les moyens médicaux habituels. Au bout d'un mois, les lésions sont refroidies.

Examen local. — Utérus immobilisé.

Cul-de-sac latéral droit : est occupé par une masse du volume d'une mandarine.

Cul-de-sac postérieur : est comble et saillant, sans trace de fluctuation.

Laparotomie le 10 juin 1901, par M. Quénu. — Salpingo-ovarite bilatérale, avec annexes gauches prolabées au Douglas et à la face antérieure du rectum. Décortication laborieuse.

Annexes droites : Adhérences au grand épiploon et à la face latérale du petit bassin.

A la fin de ces manœuvres de dissection, l'utérus apparaît très malade : avec une face postérieure dénudée et des cornes irrégulières et recouvertes d'exsudats.

Hystérectomie subtotale.

Péritonisation. — 1° Enfouissement des pédicules, par réunion du péritoine antérieur et des débris du péritoine postérieur ;

2° Effacement du Douglas par adossement vésico-sigmoïde.

Drain.

Examen des pièces : Double salpingo-ovarite suppurée.

Suites opératoires. — Réaction thermique minime (38°2), le soir du 2e jour, puis température constamment normale.

Pouls oscille entre 106-112 pendant les 4 premiers jours.

Drain enlevé le 3e jour.

Fils enlevés le 10e.

Guérison complète en 3 semaines.

La malade sort le 3 juillet, en parfait état, 24 jours après l'intervention.

OBSERVATION XXX. — *Salpingite suppurée bilatérale. — Hystérectomie supra-vaginale.*

Victoire Sam..., parfumeuse, 28 ans, entre le 30 mai 1901 à l'hôpital Cochin, pavillon Pasteur, dans le service du Dr Quénu, pour des pertes blanches et des douleurs abdominales.

Antécédents. — Réglée à 15 ans ; les règles ont toujours été régulières. Chloro-anémie de 17 à 19 ans. Pertes blanches vers la même époque.

Mariée à 19 ans ; une grossesse normale à 21 ans.

A 22 ans, la malade commence à souffrir dans le ventre : elle a une leucorrhée abondante, mais pas de métrorrhagie. Elle consulte à l'hôpital Pereire, où on fait le diagnostic de métrite.

Elle souffre ainsi de 22 à 24 ans.

De 24 à 26 ans, amélioration notable ; la malade se croit guérie.

Vers l'âge de 26 ans, les douleurs reparaissent ; la leucorrhée s'établit de plus en plus abondante.

Malgré un traitement médical, d'ailleurs intermittent, la maladie va croissant. La malade consulte à nouveau à Pereire, le 15 mai 1901 : on fait le diagnostic de salpingite, pour laquelle la malade rentre à l'hôpital le 30 mai.

ÉTAT ACTUEL : Col en situation normale. — Utérus immobilisé dont on sent difficilement le fond, à cause de la douleur provoquée par la palpation. Le cul-de-sac latéral gauche est rempli par une masse arrondie assez régulière, dure, donnant l'idée d'un gros ovaire. Le cul-de-sac latéral droit est empâté et douloureux.

Laparotomie le 15 juillet 1901, par M. Quénu.

Salpingite bilatérale suppurée.

A gauche : trompe uniformément dilatée et pleine de pus, ovaire suppuré atteignant le volume d'un œuf de poule.

A droite : salpingite suppurée, ovarite kystique.

Les lésions étaient peu adhérentes et restées dans la position normale des annexes de chaque côté de l'utérus.

Hystérectomie subtotale.

Péritonisation par un long surjet qui adosse le péritoine antérieur au péritoine pelvien, suivant la base des ligaments larges.

Drain dans le Douglas.

Suites opératoires. — Guérison sans le moindre incident. La malade sort guérie le 8 août, c'est-à-dire 23 jours après son opération.

La courbe thermique, donnée par les températures du matin 7 heures et du soir 4 heures, ne traduit pas la moindre réaction.

Ainsi que le montre la figure ci-contre, nous avons fait faire l'examen thermométrique à minuit, la première et la deuxième nuit, et voici la courbe obtenue :

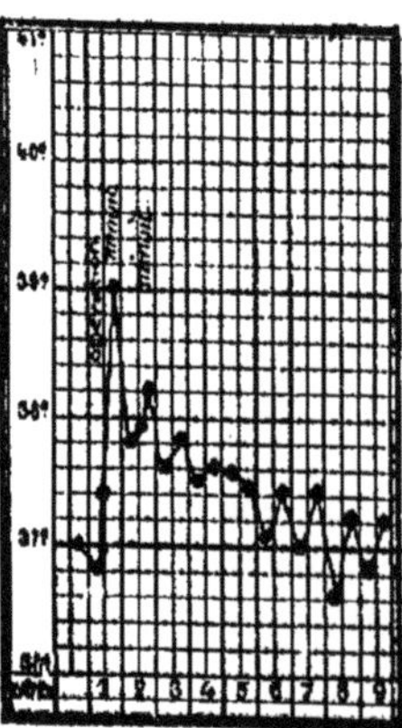

Ce tracé montre avec évidence ce fait que nous avons remarqué chez presque toutes nos opérées de laparotomie, à savoir une ascension thermique presque constante vers le milieu de la nuit qui suit l'opération. Si l'on néglige de mettre le thermomètre à la malade à cette heure tardive, ainsi qu'il est d'usage dans les services hospitaliers, on obtient une courbe qui à tort ne traduit aucune réaction.

Nous croyons qu'à la suite des laparotomies pour lésions suppurées du petit bassin, cette réaction thermique de minuit est un phénomène constant.

Observation XXXI. — *Fibrome adhérent au petit bassin. — Salpingite droite. — Hystérectomie supra-vaginale. — Cloisonnement complet du Douglas. — Guérison.*

Eugénie Bun..., 44 ans, entre le 15 avril 1901, à l'hôpital Cochin, pavillon Pasteur, dans le service du Dr Quénu, pour des douleurs abdominales et des métrorrhagies.

Antécédents. — Réglée à 16 ans; les règles ont toujours été longues et abondantes. Pertes blanches dans l'intervalle.

Une seule grossesse à 18 ans 1/2; enfant né à terme. Sept mois après l'accouchement, les règles reviennent, toujours aussi abondantes.

Il y a trois ans (en 1898), la malade commence à ressentir des douleurs dans le bas-ventre, avant chaque période menstruelle.

Ces douleurs vont en s'accentuant de plus en plus; il y a un mois, éclate une véritable crise : la malade a une sensation de froid dans le ventre et des irradiations névralgiques. Elle fait appeler un médecin qui constate une tumeur abdominale et conseille une intervention chirurgicale.

État actuel (le 16 avril 1901). — Le ventre est souple.

Par la palpation, on sent au-dessus du pubis une tumeur remontant à mi-chemin de l'ombilic — dure et peu mobile.

Par le toucher, on sent le col repoussé en avant; le cul-de-sac postérieur est occupé par une masse dure, immobile, qui se prolonge dans le cul-de-sac latéral droit.

Le diagnostic porté est : fibrome développé surtout au dépens de la paroi postérieure de l'utérus.

La malade n'a pas de fièvre, mais elle est très affaiblie.

Opération le 13 mai, par M. Quénu.

Fibrome avec salpingite droite très adhérente.

Un lobe du fibrome occupe tout le petit bassin; il adhère entièrement au péritoine pelvien et au méso de l'anse sigmoïde.

On commence par reséquer les annexes des deux côtés et on finit par l'ablation subtotale de l'utérus.

Péritonisation. — Reconstitution des ligaments larges en réunissant par un surjet les deux lèvres du péritoine.

Comme le Douglas est dénudé et suintant, il est utile de superposer à ce premier surjet un deuxième surjet qui unit le péritoine rétro-vésical à la face latérale gauche de l'anse sigmoïde.

On obtient ainsi un effacement complet du bas-fond péritonéal. Drainage.

Examen des pièces. — Poids du fibrome : 880 grammes.

Trompe droite très épaissie et scléreuse; ovaire droit scléro-kystique.

Annexes gauches : lésion de salpingite sèche.

Suites opératoires. — Absence de toute réaction péritonéale. La température et le pouls ne s'éloignent pas de la normale. Le drain est enlevé au troisième jour.

La malade sort guérie le vingt-quatrième jour.

Observation XXXII. — *Salpingites bilatérales anciennes — Hystérectomie supra-vaginale. — Guérison.*

Caroline Rapet..., 45 ans, ménagère, entre le 8 mai 1901, à l'hôpital Cochin, pavillon Pasteur, service du Dr Quénu.

Antécédents. — Réglée à 14 ans, irrégulièrement. Mariée à 25 ans; quatre grossesses normales; la dernière en 1887.

Depuis cette époque, elle a eu des phénomènes de métrite (leucorrhée, douleurs abdominales sourdes). En 1893, la malade est vue par Pantaloni, qui propose un curettage qu'elle refuse.

Pendant les années qui suivent, les douleurs persistent et s'accentuent.

Les règles font défaut en janvier, février et mars (ménopause?).

En mars 1901, la malade est prise subitement de malaise général : douleurs pelviennes, tension abdominale et nausée. Elle a de la fièvre (T. 38°).

Elle reste couchée pendant un mois (glace sur le ventre, morphine, injections chaudes).

Le médecin traitant hésite entre une salpingite et un fibrome et conseille d'entrer à l'hôpital.

État actuel. — Les règles ont manqué pendant trois mois (janvier, février, mars), mais sont revenues en avril. Utérus augmenté de volume, col très déchiré.

Le corps est en position normale.

Le cul-de-sac latéral droit est rempli par une tuméfaction irrégulière collée contre le bord de l'utérus.

A gauche, on perçoit un cordon sinueux donnant l'idée d'une trompe augmentée de volume.

On diagnostique une double annexite avec prédominance à droite.

L'état général est bon ; pas de fièvre.

Laparotomie le 30 mai 1901, par M. Quénu.

A droite, trompe uniformément dilatée, aspect classique de cornemuse.

Ovaire gros, recouvert de fausses membranes.

Le paquet des annexes droites, dans son ensemble, adhère à la face latérale de l'utérus.

Les annexes gauches présentent des lésions moins accentuées.

La pédiculisation est difficile à droite : au cours des manœuvres de décortication, la corne utérine est largement dénudée (ce qui constitue une indication d'hystérectomie).

L'ablation des annexes gauches est plus facile.

On termine par l'hystérectomie supra-vaginale.

La réfection du plancher pelvien se fait suivant le type de péritonisation habituel aux hystérectomies supra-vaginales pour fibrome.

On dispose un petit drain en caoutchouc dans la partie droite du petit bassin.

Examen des pièces. — Salpingite suppurée à droite, ovaire kystique, salpingite scléreuse à gauche, ovaire scléro-kystique très petit.

Suites opératoires — La réaction thermique est nulle (1).

Le pouls s'accélère considérablement pendant les trois premiers jours et s'élève entre 110 et 130 pulsations (malade nerveuse).

D'ailleurs le facies reste constamment excellent, et nous n'avons pas une minute d'inquiétude concernant les suites opératoires.

Le drain est enlevé seulement au cinquième jour, en raison d'un suintement assez abondant.

(1) Notons cependant que la malade a eu 38°,3 la première nuit, de minuit à 4 heures du matin.

Les fils sont ôtés au neuvième jour.

Réunion parfaite.

La malade sort guérie le 23e jour, soit 24 jours après son opération.

OBSERVATION XXXIII. — *Salpingite bilatérale. — Hystérectomie supra-vaginale. — Effacement incomplet du Douglas. — Guérison.*

Marie Alde..., 25 ans, ménagère, entre le 1er juin à l'hôpital Cochin, pavillon Pasteur, dans le service de M. Quénu, pour des douleurs abdominales.

Antécédents. — Réglée à 0 ans, d'abord régulièrement.

A 20 ans, les règles deviennent très abondantes et irrégulières.

A 24 ans, leucorrhée très abondante.

Douleurs dans le bas-ventre et les lombes.

A 25 ans (en 1900), la malade se marie ; les pertes blanches et les douleurs augmentent.

Le 6 avril 1901, crise douloureuse très forte avec fièvre, nausées.... La malade est obligée de garder le lit ; le Dr Baudet lui fait un curettage le 22 avril.

Les douleurs reprennent un mois plus tard ; le Dr Baudet diagnostique un abcès retro-utérin et fait une colpotomie qui ne livre passage qu'à un peu de sang, sans pus.

Sur ses conseils, la malade rentre à l'hôpital.

EXAMEN le 3 juin. — Utérus peu mobile. Le fond est à trois travers de doigt au-dessus de la symphyse.

Dans le cul-de-sac postérieur, on perçoit au bout de doigt une masse du volume d'une mandarine, dure, douloureuse, empâtée.

Le cul-de-sac latéral droit est libre.

Le cul-de-sac latéral gauche est rempli par une tumeur allongée rénitente, peu volumineuse, donnant l'impression d'une trompe dilatée.

Pas de fièvre. État général satisfaisant.

OPÉRATION le 1er juillet 1901. — Laparotomie par M. Quénu.

Les annexes gauches sont en place ; les annexes droites sont prolabées dans le Douglas.

A gauche : hydro-salpinx.

A droite : salpingite suppurée. Ovaire adhérent au cul-de-sac péritonéal et abcédé ; il se rompt au moment de sa décortication.

Résection des annexes des deux côtés.

Hystérectomie supra-vaginale.

Effacement incomplet du Douglas par un surjet réunissant le péritoine antérieur à l'extrémité droite de l'anse sigmoïde.

Les ligatures et les surjets péritonéaux ont été faits au catgut.

Drain dans la cavité en entonnoir qui subsiste dans la partie gauche du petit bassin.

Suites opératoires. — Réaction thermique légère (38° le soir, pendant 3 jours), en raison, sans doute, du pus épanché dans le petit bassin au moment de l'opération (rupture des abcès ovariques). Pouls constamment bon, ne dépassant pas 110.

Au 4e jour, température et pouls redevenus normaux, et on enlève le drain.

L'opérée sort guérie le 27 juillet, soit 26 jours après l'intervention.

Observation XXXIV. — *Salpingite tuberculeuse. — Hystérectomie abdominale totale. — Guérison.*

Joséphine Iso .., cuisinière, 24 ans, entre, le 14 juin 1901, à l'hôpital Cochin, pavillon Pasteur, service du Dr Quénu, pour une « grosseur dans le côté gauche ».

Antécédents. — Réglée à 20 ans ; les règles ont toujours été peu abondantes et peu colorées. A 23 ans, les règles disparaissent pendant un an. Elles ont reparu à 24 ans, en mars 1901.

En 1899, la malade s'aperçoit de l'existence d'une tumeur dans la fosse iliaque gauche. Cette tumeur, grosse comme un petit œuf, était complètement indolore.

La malade consulte pour cette tumeur un médecin qui conseille d'aller voir M. Quénu, à la fondation Pereire (juin 1901). Elle entre à Cochin, quelques jours après.

Etat actuel. — *A la palpation* : on perçoit, dans la fosse iliaque gauche, une tumeur extrêmement dure, bien limitée et paraissant mobile sur les parties profondes.

On perçoit de même un empâtement dans la fosse iliaque droite.

Au toucher : l'utérus est très abaissé, le col est mou, légèrement entr'ouvert. On sent une masse mobile, dans le cul-de-sac latéral gauche.

A droite, on perçoit une tumeur moins bien limitée et immobilisée par des adhérences.

Opération, le 4 juillet 1901, par M. Quénu. Laparotomie médiane. Les anses intestinales adhèrent au péritoine pelvien. Celui-ci apparaît semé discrètement de granulations tuberculeuses.

Double salpingite suppurée tuberculeuse.

Les annexes du côté droit adhèrent intimement à la corne utérine correspondante qui est recouverte de produits caséeux et présente des lésions très prononcées de tuberculose.

En raison de la nature tuberculeuse de l'affection, et de la possibilité d'une métrite tuberculeuse, M. Quénu fait l'ablation totale de l'utérus.

Réfection du plancher pelvien : 1° Fermeture du vagin par des points au catgut.

2° Surjet péritonéal (au catgut), enfouissant les pédicules et reconstituant la base des ligaments larges.

Drain abdominal.

Suites opératoires de la plus grande simplicité.

La température atteint son maximum (38°), le troisième jour, au soir, puis redevient normale indéfiniment.

Le drain est enlevé le quatrième jour. Les fils sont enlevés le dixième jour. La réunion est complète. Guérison sans fistule.

La malade sort le 28 juillet 1901, en parfait état, 24 jours après l'intervention.

Observation XXXV. — *Double salpingite suppurée, prise pour une appendicite. — Laparotomie latérale. — Hystérectomie supra-vaginale. — Guérison.*

Mme Lor..., 31 ans, domestique.

Antécédents. — Réglée à 14 ans, mariée à 20 ans, pas d'enfants, pas de fausse couche.

Les règles sont normales, arrivant cependant un peu en avance. Quelques jours avant l'arrivée des règles, pertes blanches assez abondantes.

En 1895, la malade a des hémorragies utérines, peu abondantes, mais répétées ; elle éprouve quelques douleurs dans le bas-ventre, pour lesquelles elle entre à l'hôpital Cochin, dans le service du Dr Schwartz. Elle a été endormie, mais ne peut dire ni le diagnostic, ni le traitement qui furent faits.

Pendant les cinq années qui suivent, bonne santé.

En avril 1901, douleurs très vives dans le flanc droit, différant en acuité de celles ressenties antérieurement.

Le 24 août 1901, au matin, brusquement la malade est prise de douleurs extrêmement vives dans l'abdomen : un médecin appelé de suite, fait transporter la malade à l'hôpital Cochin, où elle entre, le 25 août, pavillon Pasteur, salle Lorrain, dans le service du Dr Quénu.

A ce moment, nous constatons : une *douleur* généralisée à tout l'abdomen, avec maximum au point de Mac Burney, du ballonnement du ventre, avec tension plus marquée dans le flanc droit, et de la matité.

Il y a quelques vomissements et de la constipation.

La température est à 38°5, le pouls à 120.

La malade est traitée médicalement (repos au lit, compresses chaudes sur le ventre, injections et lavements chauds).

Au bout de trois jours, la réaction péritonéale se localise et l'on sent un empâtement dans le flanc droit.

La température et le pouls suivent une marche parallèle et sont redevenus normaux au bout d'une semaine.

Quelques jours plus tard, elle fait des phénomènes de congestion pulmonaire des deux bases, et sort au bout d'un mois, en pleine accalmie des phénomènes abdominaux.

Quinze jours après sa sortie, elle a ressenti quelques douleurs dans le flanc droit, qui l'ont forcée à s'aliter deux jours.

Elle rentre, pour se faire opérer à froid, le 1er novembre 1901.

A cette date, nous constatons :

Une résistance plus grande de la paroi abdominale, à droite, avec douleur assez vive à la pression, dans la fosse iliaque droite.

Au toucher, il existe un vaginisme assez marqué ; dans le cul-de-sac latéral droit, on sent au bout du doigt une masse irrégulière.

L'état général est bon ; la température et le pouls sont normaux.

Le diagnostic porté est celui d'*appendicite*, avec exsudat péri-appendiculaire.

Opération, le 12 novembre 1901, par M. Quénu.

Incision latérale sur le bord externe du muscle droit (incision de Jalaguier).

Le cæcum et l'appendice sont sains.

Erreur de diagnostic.

Il s'agit, en réalité, de salpingites suppurées bilatérales, avec prédominance des lésions à droite. Les annexes droites, haut situées, adhèrent au colon droit à l'intestin grêle. Les annexes gauche coiffent le sommet de l'utérus et sont unies à la face antérieure du rectum.

On fait la castration utéro-annexielle.

Péritonisation. — *A gauche* : on réunit les feuillets antérieur et postérieur de la base du ligament large.

A droite, on réunit le péritoine antérieur au péritoine du colon ilio-pelvien en vue de recouvrir les larges surfaces cruentées créées par la décortication des annexes droites.

Il reste donc, à gauche, un reliquat du Douglas, peu profond, dans lequel on fait plonger un petit drain de caoutchouc.

Examen des pièces. — Utérus augmenté de volume et dénudé sur son fonds et sur sa face postérieure. Trompe gauche uniformément dilatée et pleine de pus.

Trompe droite plus volumineuse (pyo-salpinx), ovaire droit transformé en une poche purulente.

Suites opératoires. — La température se maintient constamment à la normale.

Le pouls ne monte pas au-delà de 100.

Le drain est enlevé au troisième jour. Les fils au dixième. Cicatrice linéaire.

La malade sort guérie, le 10 décembre, c'est-à-dire 4 semaines après l'opération.

Observation XXVI. — *Salpingite bilatérale. — Gros ovaire suppuré à gauche. — Hystérectomie totale. — Effacement sous-séreux du Douglas. — Guérison.*

Célestine Heurte..., 28 ans, est adressée, le 10 juin 1901, de Montreuil à l'hôpital Cochin, dans le service du Dr Quénu.

Antécédents. — Réglée à 13 ans, régulièrement.

Première grossesse à 23 ans, en 1897. Suites de couches normales ; travail rapide ; enfant élevé au sein. La malade a eu ses règles pendant tout le temps de la nourriture.

Deuxième grossesse à 26 ans, en 1900 ; accouchement normal. La malade a nourri pendant 6 mois et a vu tous les mois. Elle a été obligée de sevrer au 6e mois, en raison d'une hémorragie grave, qui a duré trois semaines (novembre 1901).

Depuis cette époque, la malade voit régulièrement, mais abondamment (10 à 12 jours, chaque fois).

Les règles sont douloureuses, principalement dans le côté gauche et, pendant leur durée, la malade est obligée de garder le lit.

Examen, le 12 juin 1901. — *Au palper* : on trouve le fond de l'utérus notamment au-dessus de la symphyse ; la corne droite de l'utérus est douloureuse et un peu grosse.

A gauche, résistance de la paroi abdominale, tuméfaction très douloureuse occupant la fosse iliaque et remontant presque jusqu'à l'ombilic ; en dedans, elle atteint la ligne médiane.

Au toucher : Dans le cul-de-sac postérieur, on sent une masse arrondie, fixée, probablement l'ovaire droit prolabé dans le Douglas.

A gauche : On sent l'utérus se confondre avec la tuméfaction de la fosse iliaque gauche. Par le toucher et le palper combinés, on perçoit, dans cette masse, de la rénitence, sinon de la fluctuation.

Nous faisons le diagnostic de collection pelvienne suppurée dans la moitié gauche du petit bassin.

L'état général est ébranlé, bien qu'il n'y ait pas de fièvre.

L'auscultation du cœur fait entendre, à la pointe, un souffle présystolique assez fort, reliquat de trois attaques de rhumatisme articulaire aigu, que la malade a eu respectivement à l'âge de 13, 15 et 18 ans.

Les urines sont normales.

Laparotomie, le 8 juillet 1901, par M. Quénu.

Masse épiploïque très adhérente dans la moitié gauche du petit bassin. Grosse poche ovarique (orange), suppurée, adhérente à tout le petit bassin à gauche. Trompe dilatée et suppurée. Décortication de l'ovaire, après ponction et ablation des annexes gauches.

A droite : salpingite suppurée et ovarite, lésions moins anciennes: Ablation.

En faisant l'hystérectomie sub-totale, nous sommes conduits à ouvrir le vagin et à faire l'ablation totale de l'utérus.

Réparation du plancher pelvien : 1° Fermeture du vagin par des points au catgut.

2° Adossement des deux lèvres péritonéales, suivant la ligne transversale des pédicules, reconstitution de la base des ligaments larges.

3° Adossement vésico-sigmoïde, en vue de recouvrir les régions dénudées du Douglas. Effacement complet de l'excavation pelvienne.

Catgut employé exclusivement en raison de l'état septique du petit bassin.

Drain.

Suites opératoires de la plus grande simplicité.

La température du soir ne dépasse pas 37°5.

Le pouls réagit faiblement à 90-100, pendant deux jours.

Le drain est enlevé au troisième jour.

La malade sort guérie, le 8 juillet, soit 23 jours après l'opération.

Observation XXXVII. — *Annexite bilatérale suppurée. — Enorme pyo-salpinx gauche. — Hystérectomie subtotale. — Péritonisation. — Guérison.*

Lucie Dob.., 36 ans, entre, le 2 janvier 1902, à l'hôpital Cochin, pavillon Pasteur, dans le service de M. le Dr Quénu, se plaignant de vives douleurs abdominales et de troubles du côté de la menstruation.

Antécédents. — Réglée à 15 ans, régulièrement. Mariée à 18 ans. A 19 ans, grossesse, accouchement normal.

Depuis cette époque, la malade a commencé à souffrir dans le côté droit.

A la suite de courses, de fatigue, les phénomènes douloureux s'accroissent et prennent la forme de crise de névralgie, siégeant dans le petit bassin et s'irradiant, en haut, vers les lombes, en bas vers la cuisse droite, qui, même à plusieurs reprises, s'est œdématiée, au point qu'on a pu penser à de l'albuminurie.

Pendant les crises, on note de la fièvre, des nausées, pas de vomissements.

Examen. — Ventre souple. Par une pression un peu profonde, on réveille, de chaque côté, dans les deux fosses iliaques, une douleur très vive, qui arrache des cris au malade ; cette douleur est plus vive à gauche, bien que la malade dise avoir toujours souffert davantage à droite.

En explorant avec la main enfoncée profondément, on arrive à délimiter très nettement, du côté gauche, une tuméfaction arrondie cylindroïde, dirigée du petit bassin vers l'épine iliaque antéro-supérieure et remontant jusqu'à un travers de doigt de cette dernière.

En dedans, cette tuméfaction paraît franchir la ligne médiane, d'environ deux travers de doigt; elle est très douloureuse à la pression et spontanément; cette douleur est pongitive et s'irradie vers le périnée.

Au toucher, utérus immobile. Le fond est refoulé à droite.

Cul-de-sac latéral gauche : On sent, à bout de doigt, la grosse masse déjà perçue par la palpation abdominale; elle est rénitente.

Cul-de-sac latéral droit : Masse dure, irrégulière, du volume d'une mandarine et difficile à différencier du fond utérin.

Etat général assez précaire; pas de fièvre, l'appétit est diminué; la constipation est extrême.

Laparotomie, le 22 janvier, par M. Quénu.

Le grand épiploon, qui adhère à l'organe pelvien, est réséqué.

On peut alors distinguer :

A gauche, une énorme poche du volume d'une tête de fœtus, comblant le Douglas, remontant dans la fosse iliaque, et adhérant à l'extrémité de l'appendice. Elle a refoulé l'utérus en avant; en arrière, elle adhère intimement à l'anse sigmoïde et au rectum. Par la ponction aspiratrice, on retire un grand verre environ de pus grisâtre.

La décortication est laborieuse.

A droite, gros ovaire suppuré et pyo-salpinx.

Après la castration bilatérale, M. Quénu procède à l'hystérectomie subtotale.

La péritonisation offre de grandes difficultés, en raison de l'avivement complet du Douglas, et surtout de l'anse sigmoïde.

Heureusement, le péritoine antérieur est sain et le lambeau pris à ses dépens est suffisant pour fournir un « couvercle » séreux au petit bassin. On l'unit au péritoine de la région présacrée.

L'anse sigmoïde reste libre au-dessus de cette cloison.

En raison de sa friabilité, elle n'a pu être utilisée pour combler le petit bassin.

Drain abdominal.

Deux litres de sérum le premier jour.

Les suites opératoires sont satisfaisantes les deux premiers jours, cependant, la température est à 38°2, le soir, et le pouls à 110.

Cette réaction s'accentue les jours suivants :

Le 23 janvier. — Temp. : 39°. Pouls : 130. Changement du

pansement. Faible exsudation dans le drain. Aspiration avec une pipette.

Sérum, un litre ; deux injections de caféine.

Le 24 janvier. — Temp. : 39°5. Pouls : 140. Teinte subictérique des ligaments. Délire tranquille.

Sérum, deux litres ; deux injections de caféine.

Le 25 janvier. — Temp. : 39°4. Pouls : 134. Le délire persiste. Le pansement a une vague odeur intestinale.

Le 27 janvier. — Temp. : 38°6. Pouls : 110. Le délire est devenu violent. Juctation. Le pansement est très humide, souillé par un liquide grisâtre et d'odeur fétide.

Le 29 janvier. — La température oscille autour de 38°. La teinte subictérique disparaît peu à peu ; l'état général est bon. Les idées délirantes persistent.

Le 1er février. — Température et pouls normaux. Etat très satisfaisant. L'ictère a disparu, mais le délire continue.

Le 15 février. — Guérison.

Voici, pour terminer, 6 observations personnelles pour annexites.

La péritonisation s'est, en général, bornée à recouvrir les pédicules.

Cependant, une de nos observations, la dernière, comporte une péritonisation étendue, à la suite d'un évidement complet du petit bassin.

Dans un cas (Observation XXXVIII), nous avons eu recours au tamponnement, à l'imitation de notre maître, M. le Dr G. Marchant, qui est resté fidèle à la méthode de Mickulicz.

Observation XXXVIII. — *Salpingo-ovarite suppurée bilatérale — Castration double. — Utérus conservé. — Guérison.*

Anne Bou. . ., 20 ans, domestique, entre le 27 avril 1901, à l'hôpital Boucicaut, pavillon Trélat, dans le service de M. le Dr Gérard Marchant, pour des douleurs abdominales.

Antécédents. — Réglée à 14 ans, régulièrement.

A l'âge de 17 ans, pertes vertes, avec dysurie et cystite. Fausse couche de 4 mois, à l'âge de 18 ans.

La malade souffre dans le ventre depuis cette époque ; douleurs surtout accentuées, au moment des règles, qui sont augmentées en quantité et en durée. La malade est obligée de s'aliter à chacune de ses époques.

En février 1901, crise plus marquée, avec ballonnement du ventre et fièvre.

Deuxième crise en avril, qui décide la malade à entrer à l'hôpital.

Examen local. — Utérus peu mobile, en position antérieure.

Cul-de-sac latéral droit : est libre.

Cul-de-sac postérieur : est rempli par une masse irrégulière, tendre, douloureuse, donnant l'impression d'un ovaire suppuré, du volume d'une mandarine.

Cul-de-sac latéral gauche : tumeur arrondie haut située sur le bord de l'utérus.

Pas de fièvre ; état général bon.

La malade est soumise au traitement médical pendant 3 semaines ; au bout de cette époque, on constate que les lésions n'ont pas rétrocédé et donnent, à peu près, la même sensation au toucher.

Opération le 14 juin. — Nous faisons la laparotomie, assisté de notre ami et collègue Henri Petit.

Ethérisation. Plan incliné.

Incision de 12 cent. du pubis, au-dessus de l'ombilic.

L'intestin grêle, un peu adhérent au petit bassin, est détaché facilement et refoulé sous des compresses.

L'anse sigmoïde adhère, par toute sa face antérieure, à une masse qui comble le Douglas et qui est constituée par les annexes droites très augmentées de volume et prolabées.

Libération, avec le doigt, de toutes les adhérences sigmoïdiennes ; décortication des annexes droites : la trompe est dilatée en forme de cornemuse : l'ovaire est gros comme un œuf de poule. Il se rompt au moment des manœuvres de libération, et du pus s'en échappe et tombe sur les compresses qui garnissent le petit bassin. Celles-ci sont immédiatement renouvelées. Ablation des annexes droites, en constituant un pédicule utéro-ovarien sur le ligament large et un pédicule utérin sur l'origine de la trompe. Ce dernier pédicule est thermo-cautérisé. (Ligature au fil d'Alsace).

Les annexes gauches présentent les mêmes lésions qu'à droite (trompe et ovaires suppurés). Ablation en procédant comme du côté opposé. L'utérus est conservé.

Tamponnement de Mickulicz dans le Douglas.

Suites opératoires. — Très favorables. Pas l'ombre de réaction péritonéale. Ablation de Mickulicz au 3e jour. Petit drain en caoutchouc à la place. Ablation des fils au 11e jour. Cicatrice linéaire. Le trajet de Mickulicz n'est fermé complètement qu'à la fin de la 3e semaine.

La malade sort complètement guérie le 13 juillet.

Nous l'avons revue le 20 janvier 1902 : elle est en parfait état.

Observation XXXIX. — *Salpingite bilatérale ancienne. — Castration double. — Péritonisation des pédicules. — Guérison.*

Lucile Vio..., 30 ans, domestique, entre à l'hôpital Boucicaut, pavillon Trélat, dans le service de M. G. Marchant, le 13 juin 1901.

Nous l'avons déjà soignée à l'hôpital Cochin, alors que nous étions interne de M. Quénu, en juin 1900 : nous lui avons fait une amputation du col, par le procédé de Schrœder, pour remédier à une métrite cervicale et à des métrorrhagies.

Elle s'est d'abord sentie soulagée, puis a recommencé à souffrir et à perdre au bout de quelques mois.

Les pertes rouges reviennent environ tous les 15 jours et durent un temps égal. Elles sont très abondantes et affaiblissent considérablement la malade. Elles s'accompagnent de vives douleurs dans le petit bassin.

Dans l'intervalle des ménorrhagies, pertes blanches abondantes.

État actuel. — Le col est en bon état.

Le corps utérin est en position normale, mais augmenté de volume, assez mobile. Dans le cul-de-sac latéral gauche, on sent une masse arrondie, du volume d'une mandarine, donnant l'idée d'un gros ovaire scléro-kystique.

Le cul-de sac latéral droit est libre.

Opération le 19 juin 1901. — Nous faisons la laparotomie, aidés de MM. Dalimier et Jules Lemaire. Plan incliné.

L'ovaire gauche forme une poche, du volume d'une orange, à parois très minces, remplie par un liquide séro-hématique. Il est prolabé dans le Douglas, mais non adhérent.

Résection des annexes gauches.

A droite, l'ovaire apparaît constitué par une masse très dure, fibreuse, sans trace de tissu normal.

La trompe est saine.

Les plexus utéro-ovariens sont extraordinairement développés.

Résection des annexes gauches.

L'utérus, gros, congestionné, est laissé en place ; nous comptons qu'il reviendra sur lui-même, en raison de la suppression des annexes.

Péritonisation. — Avec 2 points séparés au-dessus de chaque pédicule, on adosse la séreuse à elle-même.

Petit drain dans le Douglas.

Suites opératoires. — Des plus favorables. Absence de toute réaction thermique.

Drain retiré au 2e jour. Fils au 10e. Cicatrice linéaire.

La malade sort guérie le 13 juillet, soit 24 jours après son opération.

Résultats éloignés. — Nous avons eu des nouvelles de la malade en novembre 1901. Les pertes rouges et les douleurs n'ont pas reparu. L'état général est florissant.

Observation XL. — *Ovaires scléro-kystiques. — Rétroversion utérine. — Ablation des annexes gauches. — Hystéropexie abdominale. — Guérison.*

Marie Vinç..., 23 ans, vient nous trouver à l'hôpital Boucicaut, dans le service de M. le Dr G. Marchant, pour des douleurs abdominales et des métrorrhagies.

Antécédents. — Réglée à 14 ans, régulièrement.

Mariée à 17 ans. A 18 ans, grossesse normale, enfant vivant.

Un an plus tard, fausse couche de 3 mois.

La malade souffre depuis cette époque, c'est-à-dire, depuis 4 ans.

Les règles sont augmentées et durent de 8 à 10 jours.

Pendant les époques, les douleurs abdominales sont fort vives et la malade est obligée de se coucher.

Examen. — Col un peu déchiré.

Utérus gros et en rétroversion.

Dans le cul-de-sac latéral gauche, on sent une tumeur, du volume d'un œuf de pigeon, très dure et très douloureuse.

Opération. — Nous faisons la laparotomie le 25 octobre 1901, aidé par notre ami Hubert, externe. Plan incliné. Incision sous-ombilicale, de 8 à 10 cent.

Le petit bassin apparaît très profond ; l'utérus est couché sur le rectum. Les annexes droites sont saines.

L'ovaire gauche est scléro-kystique ; la trompe est indurée et imperméable.

Nous faisons la résection des annexes gauches, en comprenant l'utéro-ovarienne et l'utérine dans 2 pédicules réparés au catgut.

Avec quelques points au catgut fin, nous reconstituons le ligament large en enfouissant chaque pédicule.

Ignipuncture de l'ovaire droit.

Hystéropexie : avec deux points en U, au gros catgut.

Chaque catgut est passé, d'une part, sous le péritoine de la face antérieure de l'utérus, derrière les ligaments ronds, d'autre part, dans le péritoine, l'aponévrose et les muscles de chaque lèvre de la plaie, à sa partie inférieure.

Les catguts étant noués dans la plaie, l'utérus se trouve à la fois remonté et reporté en avant.

Fermeture de la paroi en 3 plans : 1° catgut sur le péritoine ; 2° catgut sur le muscle et l'aponévrose ; 3° crins de Florence à la peau.

Suites opératoires. — Guérison sans incident.

La malade sort au bout de 3 semaines. Nous l'avons revue 3 mois plus tard : les douleurs ont complètement disparu, les règles sont moins abondantes et ne durent plus que *4* à *6* jours (au lieu de 8 ou 10) ; elles sont indolores. L'utérus est en bonne place.

Observation XLI. — *Kystes végétants des ovaires.*

Berthe Krüm..., 20 ans, entre au pavillon Trélat, service du Dr Marchant, le 20 juin 1901.

Antécédents. — Réglée depuis l'âge de 13 ans, régulièrement. Pas de grossesse.

Depuis 17 mois, augmentation progressive du volume du ventre, sans douleur ni phénomènes généraux.

État actuel. — Aspect de grossesse au 5e mois. On constate l'existence d'une tumeur sus-pubienne, remontant jusqu'à l'ombilic. Cette tumeur est mate, nettement fluctueuse. — Pas d'ascite.

Au toucher, on trouve l'utérus refoulé en avant ; le cul-de-sac latéral gauche est rempli par une masse fluctuante.

Le diagnostic porté est celui de kyste uniloculaire de l'ovaire.

Opération, le 24 juin 1901. — Nous faisons la laparotomie, assisté de MM. Philibert et Dallmier.

Incision sus-pubienne de 5 cent., conduit immédiatement sur la poche kystique.

Ponction au gros trocart, retire 4 litres environ de liquide brunâtre.

Pédiculisation de la poche kystique qui est formée aux dépens de l'ovaire gauche.

On constate, une fois que le kyste est tiré hors du ventre, qu'il présente quelques végétations externes.

On explore alors les annexes du côté droit : au-dessous de l'ovaire et appendue à lui, il existe une petite masse, du volume d'un pois, végétante et comparable à du frai de grenouille.

Ablation des annexes droites.

Présence de végétations formant de petites granulations blanchâtres sur le péritoine pré-utérin.

Nous les touchons successivement au thermo-cautère.

Pour finir, péritonisation des pédicules, par adossement sous-séreux au-dessus d'eux.

Fermeture du ventre sans drainage.

Suites éloignées. — Nous avons revu la malade au commencement de décembre 1901.

Le ventre est volumineux, souple, sans trace d'ascite, ni de récidive du kyste végétant.

L'état général est parfait.

Observation XLII. = *Salpingite bi-latérale. — Laparotomie. — Ablation des annexes. — Conservation de l'ovaire droit et de l'utérus. — Guérison.*

Régina O..., 23 ans. Réglée à 12 ans, régulièrement. Une grossesse à 20 ans. Accouchement normal. La malade souffre depuis un an (1900).

A ce moment, à la suite de fatigue, elle éprouva des douleurs pelviennes avec tension abdominale, vomissements, fièvre, pertes vertes et dysurie.

Depuis cette époque, hémorragie et quelquefois irrégularités dans les règles.

En août 1901, nouvelle crise identique à la première.

(Traitement médical, repos au lit, injections chaudes pendant 5 semaines).

La malade est vue par le Dr Jayle qui diagnostique une salpingite et conseille l'intervention. Entrée à Boucicaut, le 5 octobre 1901.

État actuel. — Au toucher, l'utérus est mobile, mais un peu moins que normalement.

Cul-de-sac latéral gauche : On sent une masse irrégulière donnant l'impression d'une salpingo-ovarite fixée, adhérente.

Cul-de-sac latéral droit : On perçoit l'ovaire douloureux, gros, mais mobile.

Laparotomie le 10 novembre. — Assisté de M. Dalimier, nous faisons une incision sous-ombilicale de 10 à 12 centimètres.

Ouverture du péritoine. En bas, l'incision entame un peu le tissu graisseux péri-vésical. Plan incliné. L'épiploon apparaît rouge, enflammé. Un peu de liquide dans le petit bassin au milieu des adhérences. Garniture du péritoine.

L'épiploon enflammé adhère par toute sa partie gauche à la corne de l'utérus et à l'S iliaque.

On ne voit pas, d'abord, les annexes gauches, recouvertes qu'elles sont par le paquet d'adhérences formées par l'épiploon, l'S iliaque, la corne gauche de l'utérus.

Section de l'épiploon entre deux clamps et ligature immédiate au catgut.

Libération très laborieuse de l'S iliaque qui, par son flanc droit, adhère à la masse annexielle.

Les annexes gauches sont coulées dans une gangue fibreuse et prolabées dans le Douglas.

En avant : elles tiennent à la surface postérieure de l'utérus. Ouverture de deux petits abcès compris entre les annexes et la face postérieure de l'utérus. Assèchement avec des compresses.

En arrière : elles sont intimement unies à la face postérieure du rectum par des adhérences très solides. Rupture à doigt. Un faisceau fibreux est particulièrement résistant. Il est difficile de vérifier en raison de la profondeur à laquelle on travaille, si le rectum n'est pas lésé.

En dehors : Fusion complète de la trompe gauche, à la région de l'uretère et de la bifurcation des vaisseaux iliaques. Impossibilité absolue de trouver ce plan de clivage. A ce niveau, la trompe fait une sinuosité avant de plonger dans le Douglas, où elle a été entraînée par l'ovaire. C'est dans cette région que nous plaçons un clamp le plus près possible de l'ovaire, que nous avons fini par attirer un peu hors du Douglas.

Un sinuosité de la trompe scléreuse adhérente à l'uretère reste en place et représente un segment de 1 centimètre.

Ligature sur les vaisseaux intra-ovariens. Ligature de l'extrémité utérine de la trompe gauche et thermocautérisation. Bas fond du Douglas suintant.

Du côté des annexes droites nous trouvons : la trompe moniliforme et scléreuse. Son pavillon est presque sain.

Ablation de la trompe.

Ignipuncture de l'ovaire qui est laissé en place.

Reconstitution du ligament large droit au niveau du méso-salpinx. Drain dans le Douglas et mèche dans la partie gauche du Douglas.

(Pour faire une péritonisation complète, nous aurions dû supprimer l'utérus).

Suites opératoires. — 1er jour. — Temp. vaginale : 37°,5 ; Pouls 110. A 8 heures, miction spontanée. 250 grammes d'urine.

2e jour. — Temp. vaginale : 37°,7. Pouls 130. Urines, 600 gr. depuis la veille. Très bon faciès. Quelques vomissements dûs à l'éther.

Pas de suintement exagéré au niveau du pansement.

3e jour. — Temp. vaginale : 37°,7 matin ; 38° soir. Pouls : 120. Gaz émis. Plus de vomissements. Purge : 30 grammes de calomel.

1er Pansement. — Suintement séro-sanguin assez notable ; toutes les pièces sont imbibées. Ablation de la mèche Drain est laissé en place.

4e jour. — Temp. : 37°,6 et 37°,9. Pouls : bon. Le matin, un lavement combiné à l'action du purgatif de la veille, amène une évacuation. Lait à discrétion. Le drain est supprimé.

Au total, suites opératoires parfaites. Réaction vive du pouls (parce qu'il s'agit d'une malade nerveuse) qui dure trois jours.

Fil au 10e jour. Très bonne cicatrice.

La malade, très indisciplinée, se lève au 17e jour, en trompant la surveillance de la garde-malade.

Au 21e jour, elle trotte dans les cours de l'hôpital. Très bonne réunion solide..

Au 23e jour, elle quitte l'hôpital complètement guérie.

Le 26 janvier 1902, nous avons revu la malade. Elle est en parfait état. Elle n'a plus de douleurs pelviennes. Les règles sont régulières, indolentes. Elles durent 4 à 5 jours. au lieu de 10 jours avant l'opération.

Observation XLIII. — *Volumineux abcès pelviens. — Poussée aiguë de pelvi-péritonite. — Colpotomie puis incision sus-pubienne d'urgence. — Laparotomie secondaire. — Péritonisation. — Guérison.*

Catherine Rende..., 37 ans. Entre le 12 juin à l'hôpital Boucicaut, pavillon Trélat, dans le service de M. le Dr Gérard Marchant, pour des accidents de pelvi-péritonite.

Antécédents. — Réglée à 17 ans 1/2, régulièrement. Règles douloureuses.

Mariée à 21 ans. 2 grossesses, la première à 22 ans; la seconde à 24. Accouchements et suites de couches normaux.

Très bonne santé jusqu'en septembre 1900; à cette époque, bronchite qui a duré longtemps.

Depuis plusieurs mois, la malade éprouvait des douleurs dans les lombes, surtout au moment des règles.

Elle eut ses règles en mai 1901, sans retard ni changement.

Dans la nuit de la Pentecôte, elle fut prise brusquement d'une douleur vive dans le bas-ventre avec fièvre et nausées.

Elle resta pendant une quinzaine de jours au lit, puis la fièvre et les douleurs persistant, elle entra à l'hôpital.

A l'entrée, la malade présente des symptômes généraux accentués : fièvre, 39° le soir. Pouls: 110 à 120. Pas de signe de réaction de la grande cavité péritonéale (pas de vomissements ni de constipation).

Examen physique. — Le ventre n'est pas ballonné.

A la palpation on constate que toute la partie supérieure de la cavité abdominale est indemne.

Par contre, la région inférieure est tendue est douloureuse.

On sent, au-dessus du pubis, une grosse masse remontant jusqu'à mi-chemin de l'ombilic. Cet empâtement déborde largement dans la fosse iliaque droite. Il est tendu, rénitant, sans fluctuation nette.

Au toucher, on trouve l'utérus complètement immobilisé, bloqué pour ainsi dire et refoulé contre la symphyse par une masse qui fait saillie dans le cul-de-sac postérieur et se prolonge dans le cul-de-sac latéral droit.

Le diagnostic de collection pelvienne suppurée, de pelvi-péritonite s'imposait.

Un doute persistait en ce qui concernait la notion étiologique. Vraisemblablement, il s'agissait d'un abcès d'origine annexielle, malgré l'absence d'antécédents pathologiques du côté de l'appareil génital. Nous réservâmes la possibilité d'une appendicite pelvienne.

Cette légère incertitude ne changeait, d'ailleurs, rien au traitement. Il fallait commencer par ouvrir l'abcès au point où il avait tendance à se donner issue spontanément, c'est-à-dire au niveau du cul-de-sac postérieur.

Le 15 juin, nous faisons la colpotomie. Nous ne jugeons pas utile d'endormir la malade ; un simple coup de bistouri derrière le col de l'utérus fait jaillir un flot de pus que nous évaluons à près d'un demi-litre, Un gros drain est introduit derrière l'utérus, dans la grande cavité de l'abcès et nous faisons un lavage très discret à l'eau bouillie. Chute de tous les symptômes pendant deux jours ; la fièvre tombe complètement ; le pouls descend à 80-88 pulsations ; les douleurs abdominales diminuent. Puis, après deux jours de rémission, la fièvre reparaît et oscille entre 38 et 39.

Nous croyons d'abord à des phénomènes de rétention. Mais le drain fonctionne normalement. Le pus continue à s'écouler abondamment par le vagin. A partir du deuxième jour, il s'écoule même des matières fécales en quantité très minime, au moment des injections (ce passage ne persiste pas au-delà du 5e jour).

La palpation du ventre, faite à ce moment, montre que la masse sus-pubienne persiste aussi volumineuse qu'avant la colpotomie. Il est évident qu'il existe une seconde poche au-dessous de la précédente.

Nous ne pouvons arriver à la sentir par le toucher vaginal, car elle est haut située, et comme nous craignons d'agrandir la fistulette recto-vaginale en essayant d'approfondir l'incision vaginale par la voie vaginale, nous décidons d'aborder cette collection sus-pubienne par la voie abdominale vers laquelle, d'ailleurs, elle fait manifestement saillie.

Le 19 juin, sous l'anesthésie à l'éther, nous faisons une petite incision de 5 centimètres, médiane sus-pubienne.

Nous traversons prudemment les diverses couches de la paroi abdominale en prenant garde de ne pas intéresser la vessie et surtout de ne pas ouvrir, dans l'extrémité supérieure de la plaie, la grande cavité péritonéale.

Une fois arrivé sur la masse, nous y pratiquons une ponction avec une seringue de Pravaz.

Elle retire du pus. Immédiatement après, incision au bistouri, de cette poche, l'aiguille de la ponction servant de conducteur. Le pus jaillit en quantité considérable, égale au moins au contenu d'un grand verre. Le doigt introduit par la plaie explore une cavité qui, en bas, descend vers le Douglas, sans communiquer avec le vagin, et qui, en haut, remonte dans la fosse iliaque droite, vers l'appendice. Cette cavité est complètement close ; nous y disposons deux drains de caoutchouc.

Le suites opératoires sont des plus favorables ; les phénomènes fébriles et inflammatoires tombent définitivement.

L'état général s'améliore. La malade quitte l'hôpital le 13 août 1901.

Localement, à la place de notre incision sus-pubienne, il persiste une fistule par où s'écoule du pus en quantité assez notable par un drain que nous maintenons à demeure dans l'ancienne cavité de l'abcès.

Du côté du vagin, la guérison est complète : les injections sont à peine mélangées de pus.

Nous conseillons à la malade d'aller à la campagne pendant un mois, afin de reprendre des forces pour pouvoir supporter la laparotomie qui seule pourra la débarrasser définitivement ; la colpotomie et l'incision abdominale n'étant que des opérations instituées pour parer aux accidents immédiats.

La malade revient dans le service le 16 septembre 1901.

Pendant les quatre semaines qui viennent de s'écouler, elle a eu, à plusieurs reprises, des vives douleurs dans le ventre s'accompagnant de fièvre.

Nous attribuons ces phénomènes à de la rétention ; nous remplaçons le drainage sus-pubien par un drain plus gros, pour pouvoir opérer complètement à froid. Trois fois par semaine, nous faisons faire 500 grammes de sérum pour relever les forces.

La préparation du ventre de la malade est particulièrement difficile, en raison de l'existence de la fistule sus-pubienne qui déverse incessamment son pus sur le ventre.

Pour arriver à obtenir une asepsie aussi parfaite que possible et pour nous donner le degré de sécurité maximum, nous faisons sur la paroi abdominale deux pansements séparés que nous isolons complètement l'un de l'autre par un volet de Mackintosch qui est tendu d'une fosse iliaque à l'autre et collée intimement à la peau du ventre avec l'aide du collodion.

Cette barrière de Mackintosch sert à recouvrir les pansements de l'étage supérieur, qui ne sont autres que les pansements habituels usités avant les laparotomies (savonnage et brossage de la peau, pansement humide aux compresses imbibées de sublimé). Cette pratique nous a été suggérée par un fait de M. Quénu. Dans un cas de gangrène diabétique du pied et de la jambe, il put faire l'amputation de la cuisse sans avoir une gouttelette de pus en utilisant le système des pansements séparés et faits par deux aides différents.

Quant aux pansements de l'étage inférieur, ils ont pour but de s'appliquer sur la fistule sus-pubienne et d'empêcher le pus de diffuser.

Laparotomie le 28 septembre 1901. Nous sommes assistés par MM. Jules Lemaire et Dalimier, externes du service.

Incision médiane immédiatement au-dessus et au-dessous de l'ombilic, de manière à aborder le péritoine dans la région saine, bien au-dessus de la fistule. Pour ce faire, l'incision est dirigée ensuite vers le petit bassin seulement, après avoir garni et isolé soigneusement la grande cavité péritonéale par plusieurs épaisseurs de compresses.

Lorsque la protection du péritoine est jugée suffisante, l'incision est prolongée au ciseau vers le trajet fistuleux.

Nous pouvons alors constater que l'orifice de la fistule aboutit dans une trompe volumineuse (trompe droite) recourbée en V, à concavité postérieure.

Le sommet du V, enfoui dans des adhérences, aboutit justement à l'orifice fistuleux pariétal.

Notre incision sus-pubienne avait donc ouvert un volumineux pyo-salpinx.

L'ovaire, petit, est compris dans la concavité de la trompe Les parois de cette trompe sont peu épaisses.

A la palpation : par pression, on fait s'écouler un peu de pus par la fistule.

Nous détachons la trompe de la paroi abdominale par dissection au ciseau et nous fermons immédiatement l'orifice avec des pinces de Kocher.

Ablation des annexes droites en faisant d'une part la section du ligament large droit, entre deux clamps, d'autre part la section de la trompe au niveau de la corne utérine, entre deux ligatures.

Les annexes gauches, devenues plus abordables, apparaissent prolabées dans le Douglas qui est complètement comblé. La trompe, du volume du pouce, dure et scléreuse, recouvre une masse arrondie du volume d'une mandarine qui remplit le fond du Douglas et qui n'est autre que l'ovaire gauche suppuré.

Nous décortiquons cette masse ovarienne qui adhère de toute part : en avant, à l'utérus, en arrière, au rectum qui est dénudé par notre dissection, latéralement à l'excavation pelvienne.

Après avoir libéré des annexes gauches, nous en pratiquons l'ablation en procédant comme à droite.

Reste l'utérus qui apparaît gros, congestionné, dénudé et suintant par toute l'étendue de son fond et de sa face postérieure.

L'hystérectomie s'impose.

Nous commençons par tailler un lambeau séreux au dépens du péritoine de la face antérieure de l'utérus qui est relativement indemne. Il ne faudrait pas songer à tailler de même un lambeau au dépens du péritoine de la face postérieure, celui-ci étant détruit.

Puis nous allons reconnaître les battements de l'utérine, de chaque côté du col, et nous plaçons deux pinces américaines.

Amputation sus-cervicale de l'utérus.

Evidement du col à bistouri et stérilisation au thermocautère de la cavité cervicale.

Deux points de catgut rapprochent les deux lèvres de la section du col.

Ligatures des deux pédicules utéro-ovariens et des deux pédicules utérins.

Toutes ces ligatures sont faites au gros catgut. En raison de l'état inflammatoire du petit bassin, nous ne voulons pas employer les ligatures non résorbables qui pourraient devenir le point de départ de fistules rebelles.

Péritonisation. — La surface cruentée, très étendue, comprend :

a) Une bande transversale jalonnée par les quatre pédicules et correspondant à la base des ligaments larges et à la section du col.

b) Le bas-fond de Douglas et la face antérieure du rectum.

Pour recouvrir cette surface, nous utilisons le vaste lambeau péritonéal décollé sur la face antérieure de l'utérus. Cette lame séreuse s'applique très exactement, à la manière d'un couvercle, sur les régions cruentées. Par quatre ou cinq points au catgut, nous la fixons à la face antérieure du rectum et à la face postérieure du petit bassin.

Drainage avec un drain de caoutchouc avec petite mèche enroulée autour.

Fermeture de la paroi abdominale en trois plans (1er surjet péritonéal; 2e surjet aponévrotique, l'un et l'autre au catgut. Crins de Florence à la peau).

Durée de l'opération : 1 h. 1/2.

Suites opératoires. — Pendant les trois premiers jours, la réaction est assez vive. La température oscille entre 38° et 39°; le pouls entre 110 et 120 bien frappés. Le visage reste bon. Les urines sont émises en quantité suffisante.

La mèche est retirée le troisième jour.

Vers le cinquième jour, des matières fécales passent dans le pansement, en petite quantité. Cette fistule stercorale est minime; elle se tarit complètement au bout de quatorze jours. Elle n'empêche pas la réunion par première intention sous un pansement protecteur au collodion; mais elle nécessite le maintien du drain à l'extrémité inférieure de la plaie.

Les fils sont enlevés au onzième jour : cicatrice linéaire.

La malade commence à se lever un mois après son opération. Elle ne souffre plus. L'appétit est bon. L'état général se relève. Il persiste un trajet à la place de l'ancien drainage. Comme toutes nos ligatures sont au catgut, nous pouvons affirmer à notre malade que ce trajet ne persistera pas.

Néanmoins, ce trajet dure plus longtemps que nous l'avions escompté. A la fin de la quatrième semaine après l'opération, il se fait de la rétention pelvienne avec douleur et fièvre, et nous sommes obligés de rétablir le drainage pendant quinze jours.

A partir de ce moment, l'état général et l'état local vont s'améliorant rapidement.

Le 20 janvier 1902 nous revoyons la malade : le trajet abdominal est complètement fermé depuis trois semaines; le ventre est endolori, les culs-de-sac vaginaux sont souples.

La malade a engraissé et a pu reprendre ses occupations.

Guérison complète.

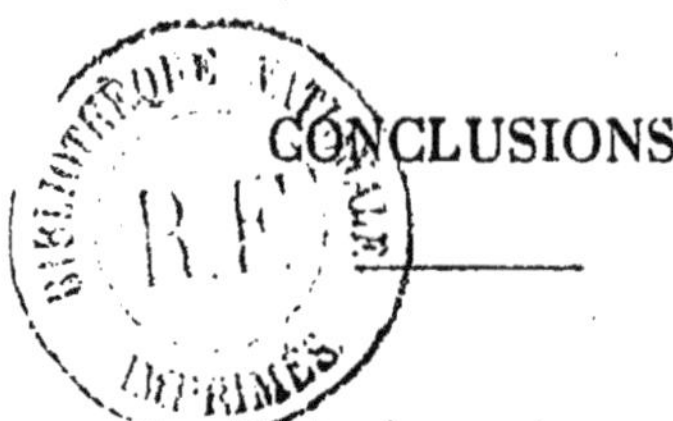

CONCLUSIONS

I. — La péritonisation constitue une méthode préventive efficace, visant les hémorragies en nappe, l'infection péritonéale et les adhérences intestinales post-opératoires.

II. — Appliquée aux opérations pelviennes, elle remplace avec avantage les anciennes méthodes de tamponnement.

III. — Elle constitue un perfectionnement notable dans la technique des hystérectomies abdominales, en général, et de l'hystérectomie subtotale pour suppurations pelviennes, en particulier.

IV. — Elle permet d'étendre le champ des indications de la voie abdominale dans le traitement des suppurations pelviennes, au détriment de l'hystérectomie vaginale.

Saint-Brieuc. — Typographie F. Guyon (312-2-1).

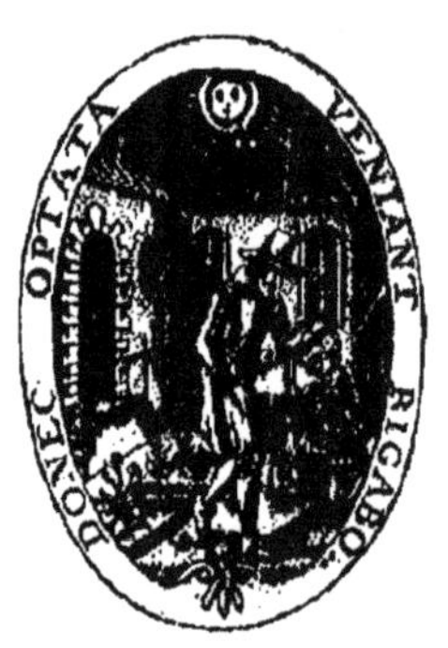
DONEC OPTATA VENIANT RIGABO

www.ingramcontent.com/pod-product-compliance
Ingram Content Group UK Ltd.
Pitfield, Milton Keynes, MK11 3LW, UK
UKHW020148200726
13856UKWH00003B/895

9 782011 929457